S. Harissulis und W. Ewald

Therapie mit Allopurinol

Klinische Wirksamkeit verschiedener Allopurinol-Präparate

Steinkopff Verlag Darmstadt

Dr. med. Stefanos Harissulis
Larissa/Griechenland

Prof. Dr. med. W. Ewald
Ernst-Ludwig-Klinik
6127 Breuberg/Odenwald

CIP-Kurztitelaufnahme der Deutschen Bibliothek

Harissulis, Stefanos: Therapie mit Allopurinol :
klin. Wirksamkeit verschiedener Allopurinol-Präparate /
S. Harissulis u. W. Ewald. – Darmstadt : Steinkopff, 1986.

ISBN-13: 978-3-7985-0708-1   e-ISBN-13: 978-3-642-72397-1
DOI: 10.1007/978-3-642-72397-1

NE: Ewald, Wolfgang :

Die Wiedergabe von Gebrauchsnamen, Handelsnamen, Warenbezeichnungen usw.
in dieser Veröffentlichung berechtigt auch ohne besondere Kennzeichnung nicht zu
der Annahme, daß solche Namen im Sinne der Warenzeichen- und Markenschutz-
Gesetzgebung als frei zu betrachten wären und daher von jedermann benutzt werden
dürften.

Vorwort

Die Zivilisationskrankheiten stellen den Arzt vor kaum lösbare therapeutische Probleme. Eine wirklich ursächliche Behandlung müßte in erster Linie einen Weg zeigen, wie der moderne Mensch die Gesamtheit der Folgen seiner wirtschaftlichen und kulturellen Entwicklung in Bahnen lenken könnte, die ihm wenigstens nicht abträglich sind. Dies ist vor allem ein Problem geistiger Auseinandersetzung, die leider von Ärzten oft vernachlässigt wird. Eine Behandlung mit Medikamenten bleibt eine symptomatische Therapie. Sie kann bestenfalls eine Kompensation der Störungen bewirken, wenn eine ausreichende Kooperation bei dem Patient erzielt werden kann.

Gicht und Hyperurikämie können nun besonders durch den Einsatz von Allopurinol wirksam behandelt, der gestörte Nukleinsäurestoffwechsel kompensiert oder wenigstens günstig beeinflußt werden. Die Wirkung von Allopurinol gilt als verläßlich. Die Angriffspunkte am anabolen und katabolen Stoffwechsel sind weithin bekannt.

Die vorliegende Untersuchung beschäftigt sich mit dem Vergleich der klinischen Wirksamkeit von 9 verschiedenen aus dem Handel bezogenen Allopurinol-Präparaten. Anlaß dazu war die einfache klinische Beobachtung, daß der Austausch eines Allopurinol-Präparates durch ein anderes – je nach dem, welches die Krankenhausapotheke lieferte – bald zu einer stärkeren, bald zu einer geringeren Senkung des Harnsäurespiegels im Serum führte. Die Untersuchung wurde als doppelter Cross-over-Versuch angelegt.

Besondere Aufmerksamkeit wurde der Vergleichbarkeit des Verglichenen, der Reproduzierbarkeit und der Plausibilität der Einzelergebnisse gewidmet. Ferner war zu beachten, daß die Basistherapie, nämlich die Diät, bereits *ipso facto* Auswirkungen auf den Harnsäurespiegel hat, auf dessen Hintergrund die Medikamentenprüfung erst erfolgen durfte und konnte.

Die erheblichen Unterschiede in der Wirksamkeit der handelsüblichen Allopurinol-Präparate lassen erkennen, daß die Gleichstellung von Medikamenten mit gleichem Inhaltsstoff in gleicher Dosierung ohne klinische Prüfung sich nicht rechtfertigen läßt. Die weitreichenden Konsequenzen sind offenkundig. Auf ihre Darstellung wurde verzichtet, damit die Fakten für sich sprechen.

Herbst 1985   Prof. Dr. med. W. Ewald

Inhaltsverzeichnis

1 Einleitung und Fragestellung

1.1 Historie

In einer Abhandlung, die vorwiegend auf therapeutische Belange ausgerichtet ist, bleibt nur wenig Platz für einen historischen Rückblick. Immerhin mag es für den Arzt, der täglich in Klinik und Praxis mit der Gicht und ihren Komplikationen konfrontiert wird, eine interessante Information sein, daß dieses Leiden bereits einige tausend Jahre vor Christi Geburt die Menschen befallen hat, was aus Funden der ägyptischen Mumien zu entnehmen ist.

Der älteste Nierenstein mit einem Harnsäurekern stammt aus einer Mumie, die mindestens 7000 Jahre alt [159, 226] ist. Smith und Jones entdeckten in der Großzehe des Sklelettes einer männlichen Leiche, die auf einem oberägyptischen Friedhof gefunden wurde, eine Masse, in der durch chemische Untersuchungen Urate festgestellt wurden [159, 226]. Ein dritter Hinweis aus der ägyptischen Historie aus dem Jahre 1500 v. Chr. sind verschiedene Rezepte, die man im Papyrus Ebers entzifferte und die sich mit Krokus- und Safran-Pflanzen befaßten, aus denen man Colchicin gewinnt [226].

Hippokrates (460–377 v. Chr.) beschrieb als erster die Gicht als „Krankheit, bei der man nicht gehen kann" [226], und er wußte bereits zwischen chronischen Gelenkentzündungen (Polyarthritiden) und solchen mit primärer Bevorzugung des Großzehengrundgelenkes (Monarthritis), wie bei Gicht, zu unterscheiden. Außerdem hatte Hippokrates bei „Monarthritis" prophylaktisch und therapeutisch eine Mäßigung der Lebensführung empfohlen und anscheinend damit Erfolg gehabt [160].

Alexander von Tralles im 6. Jahrhundert n. Christus sowie Paul von Ägina bestätigen die klinische Bedeutung des Colchicums bei Gicht [160, 226]. Außerdem dürfte dem Aetius aus Mesopotamien im 7. Jahrhundert n. Chr. schon dies Mittel mit seiner „antiarthritischen" und „abführenden" Wirkung bekannt gewesen sein [159, 226, 244]. Durch seine drastisch abführenden Nebenwirkungen wurde Colchicum in den folgenden Jahrhunderten sehr wenig in der klinischen Medizin angewandt und erst im 13. Jahrhundert durch byzantinische Ärzte und im 16. Jahrhundert durch den berühmten französischen Chirurgen Paré wieder in die Medizin eingeführt und ist bis heute beim Gichtanfall das Mittel der Wahl geblieben [159, 226].

Schon den Ärzten aus früheren Jahrhunderten war bekannt, daß die Gicht in Zeiten der Not selten, in Zeiten des Wohlstandes häufig ist und stets die Reichen häufiger befallen wurden. Es wird zweifelhaft bleiben, ob alle jene historischen Größen, denen wir, beginnend mit Alexander dem Großen, eine Gicht zuschreiben, wirklich daran gelitten haben. An der Gicht sollen auch Karl der Große, Oliver Cromvell, J. Calvin, Charles Darwin, Benjamin Franklin, Friedrich der Große, Heinrich der VIII., Leibnitz, Ludwig der XIV., Martin Luther, Sir Isaak Newton, Wallenstein und viele andere gelitten haben. Auch berühmte Ärzte waren gichtkrank, beispielsweise William Harvey, John Hunter, Thomas Sydenham u. a. [31, 159, 224, 262].

Eine exakte Beschreibung der Symptomatik eines Gichtanfalls verdanken wir zuerst Sydenham (1624–1689) aufgrund eigenen Leidens und Erlebens. Er schreibt: „Die Gicht befällt meist diejenigen Leute, die in früheren Jahren üppig gelebt und bei reichlichen Mahlzeiten dem Wein und anderen Spirituosen stark zugesprochen haben" [256].

Scheele hatte 1776 die Harnsäure im Urin entdeckt, 1797 isolierte Wollaston Harnsäure aus einem Gichttophus (angeblich einem eigenen) und beschrieb damit erstmals die Beziehungen zwischen Harnsäure und Gicht [160, 226, 262]. Der berühmte Harnsäure-Faden-Test wurde 1856 von Garrod entwickelt [160, 226].

Wesentliche Erkenntnisse über die Gicht wurden durch die Schaffung der Purinchemie durch die Nobelpreisträger Emil Fischer und Albrecht Kossel [160, 262] erzielt. McCarthy zeigte dann 1962, daß Mikrokristalle der Harnsäure, wie sie beim Gichtanfall in den Leukozyten der Synovialflüssigkeit gefunden werden, auch bei Nichtgichtigern typische Anfälle auslösen können [262].

Thannhauser postuliert 1926 als Ursache der Hyperurikämie eine Ausscheidungsschwäche für Harnsäure, Stetten und seine Mitarbeiter hielten diese Theorie für verfehlt und stellten ihr eine Theorie über Überproduktion von Harnsäure gegenüber, die ihrerseits auf einem ungenügend belegten vermehrten Einbau von markiertem Glyzin in die Harnsäure beruhte [7]. Schließlich stellte sich heraus, daß beide Seiten recht hatten und daß es sowohl Gichtanfälle gibt, die durch verminderte Ausscheidung hervorgerufen werden, als auch andere, bei denen eine primäre Erhöhung der Harnsäure-Bildung vorliegt. Seegmiller u. Mitarb. [117] entdeckten einen Enzymdefekt (Hypoxanthin-Guanin-Phosphoriboxyltransferase-Mangel), der zu vermehrter Harnsäure-Bildung führt, während viele Arbeitsgruppen den Mechanismus der Harnsäure-Ausscheidung und seine Störungen bei Hyperurikämie und Gicht untersuchten.

1.2 Epidemiologie und Genetik der Hyperurikämie und Gicht

Die Gicht, in früheren Jahrhunderten eine Krankheit nur in bestimmten Bevölkerungsschichten, eine Krankheit der Reichen bzw. der sog. Oberschicht, ist in den letzten Jahren zunehmend in allen Schichten unserer Bevölkerung eine weit verbreitete Erkrankung geworden. Um die Jahrhundertwende betrug die Gichtmorbidität in Deutschland noch 3,5‰ unter der Gesamtbevölkerung und 28,2‰ unter Privatpatienten [149, 161]. Während in Zeiten des Mangels und der Not Störungen des Purinstoffwechsels nur eine untergeordnete Rolle spielten [149, 161, 181, 230], nahm ihr Umfang und ihre Bedeutung in Zeiten des Wohlstandes durch Erhöhung des Lebens- und Konsum-Standards besonders in den westlichen Industrienationen zu. Neue amerikanische Statistiken und Schätzungen in der Bundesrepublik lassen den Schluß zu, daß etwa 1–2% der erwachsenen Bevölkerung in einer Überflußgesellschaft – meist unerkannt – Gicht haben gegenüber nur 1–2‰ der Gesamtbevölkerung in den Notzeiten während und nach dem 1. und 2. Weltkrieg [11, 149, 161, 208]. Damit hat heute die Gicht fast die Morbidität des Diabetes mellitus erreicht [157, 159, 188, 208].

Die berühmte Framingham-Studie zeigte auf, daß 2,8% der Männer und 0,4% der Frauen, 1,5% der Gesamtpopulation bis zum Erreichen des 65. Lebensjahres mindestens einen Gichtanfall erleben [91].

Zu ähnlichen Angaben kam Zöllner [259] aufgrund eigener Beobachtungen. Die Häufigkeit der Gicht wird in USA derzeit zwischen 0,2% und 1,5% der Gesamtbevölkerung geschätzt [145].

Interessant ist auch, daß die Gicht vor dem 2. Weltkrieg eine seltene Krankheit in Japan war. Nach dem Krieg wurde von Jahr zu Jahr eine Zunahme der Arthritis-urica-Patienten beobachtet.

N. Nishioka u. Mitarb. [179] berichten, daß von 1958 bis 1964 die Zahl der stationär behandelten Gichtiger 100 pro Jahr betrug, von 1965 bis 1969 300 pro Jahr und ab 1970 über 300 pro Jahr. Mertz [159] schätzt den Anteil der Gicht an den Erkrankungen des rheumatischen Formenkreises auf 6,3% und den der artikulär entzündlichen Erkrankungen auf 34,5%. Singer [208] findet ähnliche Häufigkeiten der Gicht.

Die Angaben über die Häufigkeit der Hyperurikämie bewegen sich in den westlichen Nationen zwischen 5 und 25% der Patienten [96, 145, 181, 188]. Die Hyperurikämie wird in unserer Überflußgesellschaft auf sogar etwa 20 bis 25% veranschlagt [2, 163, 181, 188]. Von Mertz [161] und Mathies [148, 149] wird der Anteil der Hyperurikämie an der Bevölkerung auf 4,5 bis 12% geschätzt. Mit Hilfe der kolorimetrischen enzymatischen Methode zur Bestimmung der Harnsäure-Konzentration stellte aber Mertz 1973 [2, 161] bei 300 ausgewählten ambulanten erwachsenen Personen überraschenderweise in 23,3% der Fälle eine Hyperurikämie zwischen 6,5 und 14,0 mg/dl fest. Ähnlich fanden Böhlau u. Mitarb. [12] unter 600 40- bis 60jährigen Sanatoriumspatienten mit nichttuberkulösen Lungenkrankheiten in 20,5% der Fälle eine Serumharnsäure-Konzentration über 7 mg/dl und Babucke [2] bei ambulanten poliklinischen Patienten eine maximale Häufigkeit einer primären Hyperurikämie von 26,8%. Hall u. Mitarb. [91] fanden in ihrem großen Kollektiv (5127 erwachsene Personen über einen Zeitraum von 12 Jahren gründlicher Beobachtung) eine Hyperurikämie (Serumharnsäure-Konzentration über 7 mg/dl) in 4,8% der Probanden. Die Werte für den männlichen Personenkreis betrugen 9,2%, für die Frauen 0,4%.

Für die USA geben Magnini [145] und Healey [96] eine Häufigkeit der asymptomatischen Hyperurikämie von über 25% der Gesamtbevölkerung an. In England stellen Sturge u. Mitarb. [224] bei einem Kollektiv von 1103 erwachsenen Personen (849 Männer und 242 Frauen) aus den Städten Winfrith, Birmingham und Glasgow in 3,8% eine Serumharnsäure-Konzentration über 7 mg/dl fest, davon 7,2% bei Männern und 0,4% bei Frauen.

Über einen relativ niedrigen Prozentsatz der Hyperurikämie berichten Thiele u. Mitarb. [230] aus der DDR mit 2,2% (2,6% Männer und 1,8% Frauen) bei einer Blutspendegruppe von 1045 Personen. Sie stehen damit im Gegensatz zu repräsentativen Erhebungen in anderen Ländern.

Dagegen kommt eine rein sekundäre Hyperurikämie relativ selten vor. Nur 3–5% der Fälle von Hyperurikämie sind den sekundären Formen zuzurechnen [2, 91, 159, 205].

Von besonderer Bedeutung für die Häufigkeit der Hyperurikämie bzw. der Gicht sind das Alter und das Geschlecht. Das Verhältnis von Männern zu Frauen betrug nach Babucke [2] 3:1, nach der Framingham-Studie [91] haben Männer aus der Allgemeinbevölkerung etwa 7mal häufiger eine manifeste Gicht als Frauen. Die Hyperurikämie manifestiert sich bei männlichen Personen meist nach der Adoleszenz, beim weiblichen Geschlecht dagegen nach der Menopause [2, 91, 96, 145, 179, 197, 208, 224, 226, 230, 245]. Hier vermutet man, daß die hormonale Situation der Frau (auch Männer haben unter Östrogenzufuhr niedrige Harnsäurewerte) die Ausbildung der Hyperurikämie vermindert [91, 145, 208, 245]. Auch der Altersgipfel für das Auftreten der Hyperurikämie und Arthritis urica hat sich in den letzten Jahren um 1–2 Jahrzehnte nach vorn verschoben. So findet man die Krankheit heute schon zwischen dem 30. und 40. Lebensjahr und sogar noch früher, während das Manifestationsalter von 1958 erst um das 50. Lebensjahr herum lag [2, 161, 165, 205, 208, 224].

An dieser Stelle ist hervorzuheben, daß die primäre Gicht auch Folge einer genetisch fixierten Stoffwechselstörung ist, wie die enge Beziehung zwischen Familien- und Eigenanamnese belegt. Babucke [2] stellte eine familiäre Belastung bei Gicht von 14,5% fest und bei Hyperurikämie von 1%. Nishioka und Mikanagi [179] gaben eine Häufigkeit der sicheren Heridität um 7,5% der Gichtpatienten und eine Häufung bei Männern an. Der Grund für weitere Literaturhinweise, die nur mit einer familiären Häufigkeit von 11% rechnen, könnte auf ungenügenden anamnestischen Angaben beruhen. Je größer das Interesse des Arztes, um so höher ist der Anteil an positiven familiären Befunden [226]. Dem entspricht, daß andere Autoren [209, 213, 226, 249] eine Häufigkeit der familiären Belastung um 25% fanden.

Die neueren Untersuchungen zum Vererbungsmodus der Arthritis urica sprechen dafür, daß sowohl dem spezifischen klinischen Phänotyp Gicht als auch dem biochemischen Phänotyp Hyperurikämie jeweils mehr als ein einziger genetischer Faktor zugeordnet wird. Es ist also für diesen Stoffwechsel eine genetische Heterogenität anzunehmen. Hinzu kommt eine multifaktorielle Pathogenese bei der Entstehung der Gicht. Dafür spricht auch die Variabilität in der Schwere des Krankheitsbildes und dem Zeitpunkt des Beginns der Erkrankung sowie ihre Abhängigkeit von sozialen Bedingungen. Die multiforme genetische Beeinflußung kommt besonders zum Ausdruck in dem unterschiedlichen Risiko zur Krankheitsentwicklung zwischen einzelnen Familien.

Die Expressivität der klinischen Störung Arthritis urica ist darüber hinaus das Ergebnis eines komplexen Zusammenspiels zwischen den genetisch fixierten metabolischen Störungen und den variablen Umgebungseinflüssen [112, 117, 161, 203, 249]. Eindrucksvolle Beispiele für die genetischen Störungen liegen beim Lesch-Nyhan-Syndrom und bei der primär-juvenilen Gicht vor, bei denen als vermutlich letzte Ursache der Hyperurikämie ein kompletter bzw. inkompletter Mangel an Hypoxanthin-Guanin-Phosphoribosyltransferase (HGPRTase) nachzuweisen ist.

Das klinische Bild des Lesch-Nyhan-Syndroms ist auf einen einzigen Enzymdefekt zurückzuführen. Dieser ist unmittelbar Ausdruck des ihn verursachenden Gendefekts, der Mutation. Hierbei findet man einen nahezu kompletten spezifischen Verlust von HGPRTase. Das Gen für die HGPRTase ist an das X-Chromosom gebunden. Dieses Syndrom weist eine an das X-Chromosom gebundene rezessive Vererbung auf. Das bedeutet, daß die betroffenen Jungen das umfassende Gen von ihren gesunden heterozygoten Müttern erben [112, 114, 203, 264]. Die Diagnose einer heterozygoten Trägerin für das Lesch-Nyhan-Syndrom kann durch Zellkulturen, z. B. Amniocentese, erreicht werden [117]. Kelley et al. [117] konnten bei einigen Patienten mit stark und frühzeitig ausgeprägter Gicht einen partiellen Mangel der HGPRTase feststellen, der gleichfalls an das X-Chromosom gebunden vererbt wird. Dies ist wahrscheinlich nicht durch eine ganz spezifische Mutation charakterisiert [114, 117].

Die Erblichkeit der Arthritis urica bzw. der primären Hyperurikämie ist mit einem einfachen Vererbungsmodus nicht in Einklang zu bringen. Zahlreiche in letzter Zeit durchgeführte Untersuchungen über die angeborene Harnsäure-Stoffwechselstörung bei Arthritis-urica-Patienten lieferten Beweismaterial für genetisch bestimmte biochemische Störungen auf der Grundlage von verschiedenen spezifischen kongenitalen Defekten bei einem oder mehreren Schritten des Stoffwechsels.

Dies könnten Defekte in Struktur oder Funktion von Enzymproteinen sein, z. B. durch verminderte Substrataffinität, verminderte Cofaktoraffinität, insensitive Reaktion auf Feedback-Hemmung usw. [6, 15, 24, 25, 76, 82, 112, 114, 164, 203, 211, 213, 252]. Es kann sich dabei aber auch um Änderungen in Strukturgenen oder Kontroll- bzw. Regulatorgenen handeln [250].

Zweitens wird hier besonders auch auf die Wechselbeziehung des Purinstoffwechsels mit dem Kohlehydrat- und Fettstoffwechsel hingewiesen, bei denen ebenfalls eine genetische Heterogenität anzunehmen ist [159, 250]. Bereits mehrere Autoren konnten nachweisen, daß die Mehrzahl der Gichtkranken übergewichtig ist [2, 50, 51, 76, 92, 128, 145, 159, 174, 196, 205, 208, 224, 230, 245]. Ein hoher Prozentsatz der Gicht-Patienten zeigt eine Hyperlipoproteinämie, und häufig kann auch eine Fettleber beobachtet werden [2, 12, 32, 64]. Mehrere Autoren beschreiben eine Harnsäure-Erhöhung in Beziehung zu einer gestörten Glukose-Toleranz bzw. einem manifesten Diabetes mellitus [159, 245, 256].

Ein anderes Beispiel ist die sekundäre Gicht bzw. die Hyperurikämie bei Psoriasis, wobei die familiäre Beziehung bekannt ist. Dasselbe gilt auch für die Glykogen-Speicherkrankheit Typ I, bei der der Glukose-6-Phosphatase-Mangel die primäre Störung darstellt und eine Hyperurikämie sekundär sowohl durch renale Retention als auch durch Harnsäureüberproduktion zustande kommt [159, 249].

Wie für alle angeborenen Stoffwechselstörungen sind auch für die Entstehung einer Gicht und Hyperurikämie Umgebungsfaktoren von entscheidender Bedeutung, indem sie die biochemische und klinische Ausprägung der ursprünglichen Mutation modifizieren und evtl. verstärken können. Ein bemerkenswertes Beispiel für den Einfluß von Umweltfaktoren auf die Entwicklung einer Gicht bietet die epidemiologische Situation unter der polynesischen Bevölkerung in Neuseeland. Die Gicht war unter der neuseeländischen Bevölkerung vor dem Kontakt mit Europäern so gut wie unbekannt. Sie kommt heute bei den Maoris z. T. häufiger als bei der europäischen Population vor [96, 135, 159]. Es handelt sich hierbei um das Manifestwerden eines latenten genetischen Potentials durch Umweltveränderungen innerhalb eines Jahrhunderts, z. B. Fettsucht, hochkalorische fettreiche Kost und Alkohol [122, 159, 212]. Die Maoris hatten in Neuseeland unter ihren eigenen Lebensbedingungen, d.h. ohne den Einfluß der weißen Bevölkerung, die gleiche Harnsäure-Konzentration im Serum wie die unter primitiven Bedingungen auf kleinen Südseeinseln Lebenden. Trotzdem kommt die Gicht jetzt bei den Maoris Neuseelands doppelt so häufig wie bei den Bewohnern ozeanischer Inseln gleicher Abstammung vor [135]. Ähnliche epidemiologische Untersuchungen zeigten bei den Chinesen auf Taiwan eine höhere Harnsäure-Konzentration als bei den in Malaya lebenden Chinesen [135, 159].

Talbott [226] berichtete schließlich über den Zusammenhang zwischen bestimmten Jahreszeiten, besonders eines Sinkens des Barometerdruckes, und Anfällen von Gelenkbeschwerden bei Gicht.

1.3 Biochemische Grundlagen des Purinstoffwechsels und Pathogenese der Hyperurikämie und Gicht

1.3.1 Synthese und Stoffwechsel der Purine

Besonders neuere Arbeiten zur Regulation der Enzymsynthese haben uns in den letzten Jahren neue Erkenntnisse über die einzelnen Schritte bei der Purinsynthese und dem Purinabbau gebracht. Für die Betrachtung des Gesamtstoffwechsels der Purine müssen mehrere Faktoren berücksichtigt werden, vor allem die Zufuhr der exogenen Purine und die de-novo Purinsynthese.

Für die Synthese von Harnsäure müssen im Organismus als Poolgrößen
1. die Purinnukleotide bzw. Purinnukleoside (durch Veresterung einer Hydroxylgruppe der Pentose eines Nukleosides mit Phosphat entsteht aus einem Nukleosid ein Nukleotid),
2. die Nukleinsäure (Polymere, die aus Ketten von Mononukleotiden bestehen, welche untereinander mit Phosphor-Diester-Bindungen verknüpft sind),
3. schließlich die Purinbasen (die in den Purinnukleosiden und -nukleotiden vorkommenden Basen) in Betracht gezogen werden.

Der Körper ist in der Lage, das Purinskelett, eine zweiringige heterozyklische Verbindung, aus sehr kleinen Bausteinen selbst aufzubauen. Für die Biosynthese des Purinskeletts sind 10 enzymatische Reaktionsschritte notwendig (Abb. 1). Ausgangssubstanz für die Purinsynthese ist 5-Phosphoribosyl-1-pyrophosphat (PRPP), das aus Ribose-5-Phosphat und Adenosin-5-

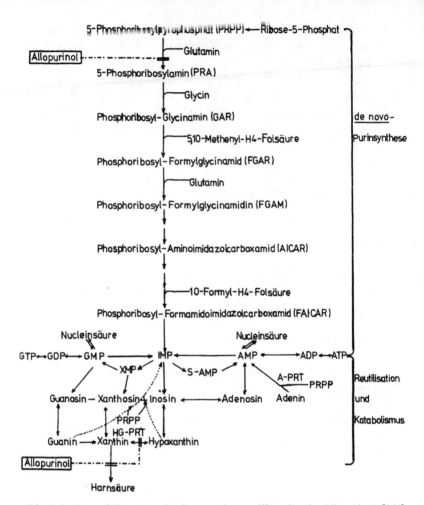

Abb. 1. Purin- und Harnsäure-Synthese sowie Angriffspunkte des Allopurinols [266]

triphosphat (ATP) durch die Phosphoribosyl-pyrophosphat-Synthetase (PRPP-Synthetase) dargestellt wird. Ein geschwindigkeitshemmender Schritt in der Biosynthese der Purine ist die Phosphoribosylpyrophosphat-Amidotransferase (PRPP-Amidotransferase), die aus PRPP und Glutamin 5-Phosphoribosyl-1-amin bildet. In einer weiteren Reaktion wird Glyzin in Gegenwart von ATP zu Glyzinamidribotid angelagert, anschließend erfolgt die Bildung von alpha-N-Formylglyzinamidribotid, das dann wiederum mit Glutamin und ATP reagiert und Formylglyzinamidinribotid bildet. Für den weiteren Ringschluß wird noch Aspartat, CO_2 und wiederum ein Formylrest zur Inosinsäurebildung benötigt. Inosinsäure (IMP) reagiert mit Adenylsuccinatsynthetase (AMP-S-synthetase) zu Adenylsuccinat (AMP-S), das direkt umgewandelt werden kann zu Adenylsäure (AMP), die dann über die Myokinase im Gleichgewicht steht mit den Adenylpolyphosphaten und somit in den Nukleinsäurestoffwechsel eingeht.

Ein weiterer Weg der IMP führt über die IMP-Dehydrogenase, wobei als Zwischenprodukt Xanthosin-5'-monophosphat (XMP) entsteht, das mit Glutamin als NH_2-Gruppendonator in Guanilsäure (GMP) umgewandelt wird. Wir haben also zwei Stoffwechselwege, die direkt zur Biosynthese der Nukleinsäure führen.

Der Abbau der Nukleinsäuren erfolgt über die enzymatische Dephosphorylierung und Abspaltung der Ribose zu Inosin, Guanin und Adenin. Guanin und Inosin werden weiter desaminiert; es entstehen Hypoxanthin und Xanthin, welches dann weiter durch die Xanthinoxydase zu Harnsäure oxydiert wird.

Die Purinnukleotide AMP, IMP und GMP können schließlich nicht nur durch die Purinsynthese, sondern auch aus den entsprechenden freien Basen gebildet werden. Die Purinbasen können dabei entweder in Gegenwart von PRPP direkt zu ihren entsprechenden Nukleotiden umgewandelt (Reaktion I) oder zunächst zum Nukleosid aufgebaut und in Gegenwart von ATP zum Nukleotid phosphoryliert werden (Reaktion II).

Reaktion I :   Base + PRPP → Mononukleotid + PP
Reaktion II :   Base + Ribose-1-Phosphat = Mononukleotid + P
                    Mononukleosid + ATP → Mononukleotid + ADP

Adenin wird mit PRPP und dem Enzym Adeninphosphoribosyltransferase (APRTase) zu AMP aufgebaut. Guanin, Hypoxanthin und zu einem ganz geringen Grade Xanthin können mit PRPP und dem Enzym Hypoxanthinguaninphosphoribosyltransferase (HGPRTase) direkt zu GMP, IMP und XMP umgewandelt werden. Die HGPRTase katalysiert auch die Umwandlung von 6-Thiopurin, 6-Thioguanin, 8-Azaguanin, Allopurinol und Oxypurinol zu ihren entsprechenden Nukleotiden. Beide Phosphoribosyltransferasen werden durch ihre Produkte gehemmt.

Der Reutilisationsweg von Purinen („Salvage pathway") mit den Schlüsselenzymen APRTase und HGPRTase spielen in der Regulation des Purinstoffwechsels eine entscheidende Rolle. Eine verminderte oder nahezu fehlende Aktivität der HGPRTase führt zu einer vermehrten Harnsäure-Synthese [6, 21, 29, 36, 67, 76, 79, 112, 114, 116, 120, 145, 164, 204, 249, 252, 259].

1.3.2 Pathogenese der Hyperurikämie und Gicht

1.3.2.1 Einfluß des Harnsäure-pools auf die Serumharnsäure-Konzentration

Die Gicht entsteht durch eine Erhöhung der Konzentration von Harnsäure bzw. Uraten im Plasma und in den extrazellulären Flüssigkeiten über die Grenzen der Löslichkeit (Plasma ca. 6,4 mg/dl). Die Erhöhung der Konzentration der Harnsäure kann Ausdruck eines erhöhten Bestandes (Pools) des Körpers an Harnsäure sein. Der Harnsäurepool ergibt sich aus Harnsäuresynthese einerseits und Harnsäureausscheidung andererseits. Zwischen diesen beiden Größen bildet sich bei Gesunden ein Fließgleichgewicht (steady state) aus. Die Formel für den Harnsäurepool ist viergliedrig. Auf der linken Seite steht die Harnsäure als Endprodukt sowohl der Purinsynthese des Körpers (endogene Harnsäure) als auch der Oxydation der Nahrungspurine (exogene Harnsäure), auf der rechten Seite muß neben der renalen auch eine gastrointestinale Ausscheidung berücksichtigt werden [258]:

Harnsäurebildung = Harnsäureausscheidung
(exogen + endogen)   (renal + gastrointestinal).

Normalerweise umfaßt der Harnsäurepool beim gesunden Menschen ca. 1200 mg (Schwankungsbereich 850–1600 mg) [11, 15, 134, 145, 202, 226, 258, 259]. Der Urat-Umsatz beträgt zwischen 600 und 700 mg/24 Stunden bei einem Schwankungsbereich zwischen 500 und 1100 mg/24 Stunden [15, 33, 123, 141, 145, 160, 202, 206, 253].

Mehr als zwei Drittel der Harnsäure wird bei gesunden Personen über die Nieren ausgeschieden und der Rest von 15 bis 30% im Gastrointestinaltrakt sezerniert und dort wieder bakteriell abgebaut [15, 76, 134, 145, 258].

Auffallend sind die mit Hilfe von Isotopen-Verdünnungs-Versuchen gefundenen Differenzen zwischen austauschbarem Harnsäurepool von ca. 1200 mg bei gesunden Personen mit normalen Serumharnsäurewerten und Patienten mit Gicht und/oder Hyperurikämie von 2000 mg und mehr [114, 139, 202]. Parallel dazu betrug die mittlere Urat-Turnoverrate bei den Harnsäurekranken ca. 860 mg [145, 151, 202, 253]. Eine signifikante Korrelation zwischen Poolgröße und Harnsäure-Konzentration einerseits sowie zwischen Urat-Turnoverrate und Harnsäureausscheidung im Harn andererseits wurde von mehreren Autoren beschrieben [9, 123, 134, 202, 268].

1.3.2.2 Pathogenese der Hyperurikämie bzw. Gicht

Die Pathogenese der primären Hyperurikämie läßt zwei Grundformen erkennen (Tabelle 1).

1. Vermehrte Harnsäurebildung

   idiopathisch
   (erhöhte intrazelluläre Konzentration von PRPP;
   verminderte intrazelluläre Konzentration von Purinnukleotiden)

   vergesellschaftet mit spezifischen Enzymdefekten:
   Hypoxanthin-Guanin-Phosphoribosyltransferase
   (partieller oder kompletter Mangel)
   Glukose-6-Phosphatase (Mangel)
   PRPP-Synthetase (gesteigerte Aktivität)
   PRPP-Amidotransferase (verminderte Empfindlichkeit gegenüber der
   Rückkopplungshemmung von Purinnukleotiden)
   Glutamin-Synthetase (gesteigerte Aktivität)
   Glutathion-Reduktase (gesteigerte Aktivität)
   Xanthin-Oxydase (gesteigerte Aktivität)
   Glutaminase (Mangel in der Niere)

2. Verminderte renale Harnsäureausscheidung

   idiopathisch

   vergesellschaftet mit Störungen im Aminosäurenstoffwechsel (?)

---

1. Verstärkte Harnsäurebildung im Intermediärstoffwechsel

Eine sog. idiopathische Vermehrung der Harnsäurebildung durch erhöhte intrazelluläre Konzentration von PRPP und/oder verminderte intrazelluläre Konzentration von Purinnukleotiden kann mit einer Anzahl von Enzymanomalien vergesellschaftet sein, die zu einer beschleunigten Rate der de-novo-Biosynthese von Purin und zur Hyperurikämie beitragen.

Vor einigen Jahren berichteten Kelley u. Mitarb. [117] über einen partiellen Mangel des Enzyms Hypoxanthin-Guanin-Phosphoribosyltransferase (HGPRTase) in Erythrozytenhämolysaten von manchen Patienten mit primärer Gicht und Seegmiller u. Mitarb. 1967 [203] erstmals über Patienten mit sog. Lesch-Nyhan-Syndrom, also mit primär-kindlicher Gicht mit einem kompletten Verlust des HGPRTase-Enzyms.

Die biologische Bedeutung der Hypoxanthin-Guanin-Phosphoribosyltransferase für die Regulation des Purinstoffwechsels liegt darin, daß das anfangs erwähnte Enzym Glutamin-Phosphoribosylpyrophosphat-Amidotransferase durch GMP und IMP im Sinne einer Rückkopplungshemmung inhibiert wird. Dieses für die Purinsynthese geschwindigkeitsbestimmende Enzym wird bei einer Erhöhung der IMP- und GMP-Konzentration gehemmt und somit auch die Purinsynthese gedrosselt. Mit Hilfe dieses Enzymsystems wird der konstante Harnsäurespiegel in der Leber und in den Körperflüssigkeiten einreguliert. Ein Fehlen der HGPRTase verhindert diesen Regulationsmechanismus, und es kommt zu überschießender Produktion von Inosinmonophosphat und seinem Folgeprodukt Harnsäure.

Für die Geschwindigkeit der PRPP-Amidotransferase-Reaktion spielt auch die PRPP-Konzentration eine Rolle. So haben Fibroblastenkulturen von Patienten mit Lesch-Nyhan-Syndrom, die keine HGPRT-Aktivität mehr aufweisen, eine erhöhte Konzentration von PRPP. Bei einer kritischen Betrachtung dieser Vorgänge muß allerdings beachtet werden, daß PRPP auch für andere Synthesen zur Verfügung steht, z. B. für die Orotsäure-, Nikotinsäure-, Nikotinamid-, Chinolinsäure-, Imidazolessigsäure- und Athranilsäure-Phosphoribosyltransferase-Reaktionen [6, 76, 85, 114].

Der komplette Verlust von HGPRTase schließt eine Anzahl biochemischer und pathophysiologischer Störungen ein. Die Merkmale dieses auch als „Syndrom der zerebralen Schädigung und Hyperurikämie" bezeichneten Lesch-Nyhan-Syndroms sind (außer dem kompletten Verlust der Aktivität des Enzyms HGPRTase in Erythrozyten, Leukozyten, Leber und Gehirn) eine erhöhte Harnsäurekonzentration, erhöhte renale Ausscheidung von Harnsäure und Oxypurinen sowie Konzentrationserhöhungen von Xanthin und Hypoxanthin im Liquor cerebrospinalis [85, 161]. Klinisch findet man Hyperurikämie, Choreoathetose, spastische Zerebralparesen, aggressives Verhalten, Selbstverstümmelung an Lippen und Fingern sowie gelegentlich Hämaturie und Urolithiasis [161, 204, 205, 259]. Die Krankheit, die nur Knaben befällt, kann nicht nur biochemisch, sondern auch autoradiographisch in Fibroblastenkulturen nachgewiesen werden, wo Guanin und Hypoxanthin nicht in die Nukleinsäuren eingebaut werden [6, 85, 114, 164, 252, 259].

Bei manchen Erwachsenen mit deutlicher Mehrbildung der Harnsäure kommt zwar ein partieller Mangel an HGPRTase vor, aber bisher wurde dieser nicht bei allen Patienten mit vermehrter Harnsäurebildung gefunden [6, 25, 82, 114, 204, 250, 264].

Eine Kombination von renaler Ausscheidungsstörung der filtrierten Harnsäure und beschleunigter Rate der de-novo-Biosynthese von Purin liegt bei Patienten mit Glykogenspeicherkrankheit vom Typ I vor, die durch einen Mangel an Glukose-6-Phosphatase gekennzeichnet ist. Die Hyperurikämie bei dieser angeborenen Stoffwechselstörung beruht auf einer gesteigerten angeborenen Harnsäure-Synthese durch vermehrte Bildung von 5-Phosphoribosyl-1-Phosphat (PRPP), dem Substrat der Glutamin-Phosphoribosylpyrophosphat-Amidotransferase, des geschwindigkeitsbestimmenden Enzyms der Purinsynthese [79, 164, 211].

Weitere Enzymabnormitäten mit beschleunigter de-novo-Purinsynthese wurden zuerst von Kelley u. Mitarb. [114, 117] und später auch anderen Autoren [zit. nach 164, 211] berichtet. Es wurden Aktivitätsänderungen der Adenin-Phosphoribosyltransferase (APRTase) festgestellt. In manchen

Fällen ließ sich ein Mangel an APRTase feststellen, durch den die Reutilisation von Adenin verhindert wird und sekundär eine Hyperurikämie entsteht. Darüber hinaus wurden einige Familien bekannt, bei denen Purinüberproduktion und Gicht Folge einer vermehrten Aktivität der PRPP-Synthetase sind [6, 114, 117, 213, 250]. Dieses Enzym katalysiert die Synthese von PRPP aus Ribose-5-Phosphat und ATP. Eine Erhöhung der Konzentration von PRPP durch mehrere Mechanismen geht mit einer erhöhten Rate der de-novo-Purinsynthese einher [6, 114, 120, 164].

Eine Mutation des Glutathion-Reduktase-Enzyms, die einen autosomalen Vererbungsmodus aufweist, wurde bei Patienten mit Hyperurikämie und Gicht beobachtet. Jeder 6. Weiße und 23 von 28 Personen der schwarzen Bevölkerung in den USA mit primärer Gicht wiesen eine vermehrte Aktivität dieses Enzyms auf. Hier vermutet man, daß eine vermehrte Aktivität der Glutathion-Reduktase zu einer erhöhten Rate der Synthese von Ribose-5-Phosphaten und PRPP führt [164, 230].

Auf der Suche nach den Pathomechanismen der primären Gicht als Folge einer beschleunigten de-novo-Biosynthese von Purin entdeckte man noch eine weitere Enzymabnormität bei 2 Patienten mit primärer Gicht im System der Glutamin-PRPP-Amidotransferase. Es handelt sich hier um eine verminderte Empfindlichkeit der Glutamin-PRPP-Amidotransferase gegenüber dem normalen Hemmeffekt von Purinnukleotiden sowie um eine erhöhte Aktivität der Glutamin-Synthetase, die die Bildung von Glutaminsubstrat aus Glutamat katalysiert [79, 164, 213].

Es wurde schließlich auch eine erhöhte Aktivität der Xanthin-Oxydase im Lebergewebe von einigen Gichtkranken mit Harnsäureüberproduktion beschrieben [zit. aus 164], obwohl diese Störung schwer in die Pathogenese der Hyperurikämie einzuordnen ist.

2. Verminderte renale Harnsäureausscheidung

Eine topologisch-nephrologische Beschreibung der Störung der Harnsäureausscheidung bei der Gicht ist noch nicht möglich [164, 246]. Selbst ihre Zuordnung im Rahmen des Drei-Komponenten-Systems aus Filtration. Rückresorption und tubulärer Sekretion ist unsicher. Nach Ansicht mehrerer Autoren [15, 103, 123, 141, 168, 181, 189, 205, 219, 235, 253] handelt es sich um einen Sekretionsdefekt. Gutman und Yü [89] fanden bei Patienten mit primärer Gicht angeblich eine verminderte Verwertbarkeit von Glutamin bei der renalen Bildung von NH_3.

Das vermehrt tubulär rückresorbierte Glutamin kann zur Leber transportiert werden und so zu vermehrter Synthese von Harnsäure und Harnstoff führen [89]. Diese attraktive Theorie ließ sich jedoch in der Folgezeit nicht bestätigen [161, 249].

3. Sekundäre Gicht

Im Vergleich zur primären Gicht ist die rein sekundäre Gicht relativ selten. Für die Entstehung einer sekundären Gicht sind Höhe und Variation einer sekundären Hyperurikämie von Bedeutung.

Gröbner [79] gibt an, daß Hyperurikämien bis ca. 8 mg/dl selten zum Auftreten einer Gicht führen, während bei chronischer Erhöhung des Harnsäurespiegels über 9 mg/dl der Gichtanfall nahezu gewiß ist. Hall u. Mitarb. [91] bestätigen, daß die Chance, daß sich eine Arthritis urica entwickelt, mit steigendem Harnsäurespiegel zunimmt (Tabelle 2).

Tabelle 2. Häufigkeit einer (klinisch manifesten) Gicht in Abhängigkeit von dem Harnsäurewert im Serum (mod. nach Hall und Mitarb. 1967)

Harnsäure im Serum (mg/100 ml)	Anzahl der Personen	Häufigkeit der Gicht (%)	Relation
6,0	1281	0,6	1:167
6,0–6,9	790	1,9	1: 53
7,0–7,9	162	16,7	1: 6
8,0–8,9	40	25,0	1: 4
9,0	10	90,0	1: 1

In der Klinik sieht man häufig sekundäre Hyperurikämien bei erhöhtem Zell- und Nukleinsäureumsatz wie bei verschiedenen Blutkrankheiten (Polyzythaemie vera, Polyglobulie, myeloproliferative Prozesse usw.), bei Pneumonie, Psoriasis vulgaris, zytostatischer Therapie, hämorrhagischem Schock durch Gewebehypoxie [15, 33, 80, 141, 160, 163, 188, 213, 256].

In schweren Fällen von Sarkoidose und Berylliose tritt die Hyperurikämie recht häufig auf. Besonders deutlich ist das Zusammentreffen bei Fällen mit eingeschränkter Diffusionskapazität (für Kohlenmonoxyd). Da diese Fälle in der Regel auch eine Hyperlaktazidämie zeigen, wird angenommen, daß bei ihnen die Hyperurikämie renaler Genese ist [80, 256]. Gichtanfälle treten bei Patienten mit Niereninsuffizienz selten auf. Dafür dürfte die relativ kurze Überlebenszeit sowie die verminderte Fähigkeit, auf Harnsäureausfällungen mit einer Entzündung zu reagieren, verantwortlich sein [15, 163, 181, 213, 231].

Dagegen führen Infusionen mit sog. Zuckeraustauschstoffen (Xylit, Sorbit, Fruktose), die im Rahmen der parenteralen Ernährung verabreicht werden, sowie schwere Muskelarbeit, Alkoholintoxikation oder -abusus und chronische angeborene Laktazidose zu einem Harnsäureanstieg durch einen gesteigerten Abbau von Adeninnukleotiden in der Leber. Die entstehende Hyperlaktazidämie scheint hier nur eine untergeordnete Rolle zu spielen [80, 88, 170, 181, 186].

Es ist seit langem bekannt, daß absolutes Fasten zu einer Hyperurikämie mit Werten über 10 mg/dl führt und daß bei bekannten Vorbelastungen dabei Gichtanfälle auftreten können.

Die bei beschränkter Nahrungszufuhr sowie bei dekompensiertem Diabetes mellitus entstehende Ketoazidose führt durch Verringerung der renalen Harnsäureausscheidung zur Hyperurikämie [22, 80, 151, 160, 188].

Ferner gibt es eine Korrelation zwischen Körpergewicht und Harnsäurespiegel. Mit steigendem Übergewicht kommt es sowohl zu einer Zunahme der Häufigkeit der Hyperurikämie als auch zu einer Zunahme der absoluten Höhe der Harnsäure-Konzentration [50, 51, 128, 182].

In Patientengruppen mit Hypertonie findet man eine Hyperurikämie häufiger als bei Patientengruppen mit normalen Blutdruckwerten. Hierbei ist zu berücksichtigen, daß ein erhöhter Blutdruck häufig mit Diuretica behandelt wird, die einen Anstieg der Harnsäurekonzentration im Serum bewirken können [80, 218]. Arzneimittel, die zu einer Erhöhung des Harnsäurespiegels führen, sind in Tabelle 3 aufgeführt. An erster Stelle stehen die Thiazid-Diuretika. Neben den Thiaziden führen auch Etacrynsäure, Chlorthalidon, Acetozolamid und Furosemid durch Verringerung der renalen Harnsäureausscheidung zu einer Hyperurikämie [15, 159, 181, 213, 256]. Es ist noch unklar, ob Saluretica allein ausreichen, um eine deutliche Hyperurikämie hervorzurufen, oder ob nur das Zusammentreffen von Saluretika-Therapie mit einer die Gicht begünstigenden Stoffwechsellage oder einer massiven Purinbelastung eine ausgeprägte Hyperurikämie hervorrufen kann [80, 256]. Spirolacton hingegen hat offenbar keinen Einfluß auf den Harnsäurespiegel [15, 181]. Uricosurisch wirksame Verbindungen, wie z. B. Probenecid, Salicylate, Niridazol, verursachen in niedrigen bis sehr niedrigen Dosierungen durch Hemmung der tubulären Harnsäuresekretion eine Hyperurikämie (sog. paradoxe Retention) [15, 52, 213, 256]. Höhere Dosen führen durch Steigerung der renalen Harnsäureausscheidung zu einer Senkung des Harnsäurespiegels im Serum [35, 52, 168, 256]. Eine ausgeprägte Hyperurikämie wird nach Verabreichung von Pyrazinamid, einem Tuberkulostatikum, beobachtet. Sie beruht vorwiegend auf einer Hemmung der tubulären Harnsäuresekretion [15, 80, 213, 256]. Nikotinsäure, L-Dopa und Ethambutol sind weitere Substanzen, die den Harnsäurespiegel im Serum erhöhten [15, 80, 181, 213, 256].

Mehrere Autoren geben eine Inzidenz der Hyperurikämie bzw. der Gicht bei Hyperparathyreoidismus an. Sieht man von der Niereninsuffizienz bei Nephrokalzinose ab, so ist die Pathogenese der Hyperurikämie bei Hyperparathyreoidismus ungeklärt [80, 256]. Einige Autoren berichten über eine Häufigkeit der Hyperurikämie bei Hypoparathyreoidismus sowie Hypothyreoidismus [167] und angeborenem Diabetes insipidus renalis.

Tabelle 3. Nichteichtige (sekundäre) Hyperurikämie
(aus D. P. Mertz: Gicht. 2. Aufl. Georg Thieme Verlag, Stuttgart, 1973)

Bei
vermehrtem Anfall von Harnsäure
  (Polycythaemia vera, Polyglobulie, myeloproliferative Prozesse, Paraproteinämie,
  infektiöse Mononukleose, Thalassaemia major, Pneumonie, Psoriasis,
  Sarkoidose, radiologische bzw. zytostatische Therapie, hämorrhagischer Schock durch
  Gewebshypoxie, Gabe von 2-Äthylamino-1,3,4-thiadiazol),
verminderter renaler Uratausscheidung bei Niereninsuffizienz, Hyperlaktazidämie (i. v.
  Infusion von Laktat, Fruktose oder Glukose, schwere Muskelarbeit, Alkoholintoxikation,
  Schwangerschaftstoxikose, chronische angeborene Laktatazidose), Ketose (Fasten,
  dekompensierter Diabetes mellitus, fettreiche Diät),
Adipositas,
arterieller Hypertension,
respiratorischer Azidose,
Gabe von Sulfonamidsaluretika
  (Acetazolamid, Thiazide, Chlortalidon,
  Furosemid) –
  „Paradoxeffekte"
    von Etacrynsäure
    von Pyrazinamid
    von Benzoesäure
    von Isoniazid
    von Cycloserin
    von Nikotinsäure,
Akromegalie,
Hypoparathyreoidismus,
Hyperparathyreoidismus,
angeborener Diabetes insipidus renalis,
alpha-l-Antitrypsin-Mangel,
Glykogenspeicherkrankheit vom Typ I,
Hyperlipoproteinaemie (bes. Typ IV nach Fredrickson),
CO-Vergiftung,
chronischer Bleivergiftung,
chronischer Berylliumvergiftung,
Myxödem,
Fruktose, Xylit, Sorbit,
Mongolismus

Die Bleigicht scheint in einzelnen Ländern immer noch häufig zu sein. In
den USA führt der Genuß von „Moonshine-Whisky" häufig zu chronischer
Bleivergiftung. In einem Krankenhaus der Südstaaten Amerikas wurden
40% aller Patienten mit chronischer Bleivergiftungs-Gicht beobachtet [zit.
nach 80 und 256].

16

1.4 Klinik und Diagnose der Gicht

1.4.1 Klinik der Gicht

Die klinische Manifestation der Gicht kann nach Göbel und Zöllner [73] in vier Stadien eingeteilt werden:
1. Asymptomatische Hyperurikämie
2. Akuter Gichtanfall
3. Interkritische Gicht
4. Chronische Gicht

1.4.1.1 Asymptomatische Hyperurikämie

Die Definition des Begriffes Hyperurikämie basiert auf der begrenzten Löslichkeit von Natriumurat in der extrazellulären Körperflüssigkeit. Das Löslichkeitsprodukt von Natriumurat in wäßriger Lösung beträgt $4,9 \times 10^{-5}M$, bei einer Uratkonzentration von 6,4 mg/dl ist das menschliche Plasma gesättigt. Ob einer Bindung von Harnsäure an Plasmaprotein eine Bedeutung zukommt, ist ein noch ungelöstes Problem. Selbst wenn man eine solche Eiweißbindung mit 10% veranschlagt, – und größere Fraktionen kommen nicht in Frage – dann bedeutet eine Harnsäure-Konzentration von 7 mg/dl die obere Grenze der Löslichkeit im Serum. Eine Überschreitung dieser Marke führt im allgemeinen zur Präzipitation von Harnsäure-Kristallen im Gewebe [15, 99, 134, 159, 161, 181, 260]. Harnsäure diffundiert frei durch alle Extrazellulärräume, ihre Konzentration im Plasmawasser und in der interstitiellen Flüssigkeit ist gleich hoch [134]. Für Plasma wurde eine Harnsäurelöslichkeit von 6,4 mg/dl berechnet, bei einer Dissoziationskonstanz von pK' 5,8 liegen bei physiologischem pH 98,5% als Urationen, der Rest als freie Harnsäure vor. Mit absinkendem pH-Wert nimmt die Dissoziation ab, bei pH 5,2 (z. B. im Harn) beträgt der Anteil der Urationen nur 20%. Im Körper liegt also immer ein Gemisch aus Uraten und Harnsäure vor [134, 159, 208].

Die Ausfällung der Harnsäure in Kristallform ist die Voraussetzung für den akuten Gichtanfall. Die Ablagerung von Kristallen in Knorpel, Knochen und Niere führt gemeinsam mit den Folgen der akuten Entzündung zur chronischen Gicht. Die Nephrolithiasis bei der Gicht ist die Folge der Harnsäurepräzipitation in den Tubuli sowie in den ableitenden Harnwegen. Das Risiko klinischer Manifestation der Gicht nimmt mit steigender Harnsäurekonzentration im Serum kontinuierlich zu [108, 130, 152, 163, 185, 208, 257].

Der akute Gichtanfall wird in die Gruppe der „kristall-induzierten Arthritis" eingeordnet [73, 159]. Die Faktoren, die zur Entstehung von Natriumuratkristallen pathogener Größe führen ($0,5-0,8$ µ) sind nicht in allen Einzelheiten bekannt [73, 143].

Zahlreiche Hypothesen sind formuliert worden. Weil die Gichtanfälle oft nachts beginnen, wurde die Hypothese der Abkühlung der nachts oft nicht bedeckten Hände und Füße (die Harnsäurelöslichkeit ist temperaturabhängig) aufgestellt, ebenso wie die Hypothese der Verminderung des hydrostatischen Druckes in den Beinen beim Liegen und damit einer Abnahme der extrazellulären Flüssigkeit [57, 73, 146].

Eine sehr interessante Hypothese scheint die Verminderung der Proteoglycane in der Synovialflüssigkeit, die die Harnsäurelöslichkeit erhöhen und eine wesentliche Rolle bei der Kristallbildung spielen, zu sein [113, 146]. Als häufigste Ursache der Freisetzung bereits gebildeter Kristalle wird ein Trauma vermutet [145, 188, 194].

Das initiale Ereignis bei der Entstehung der Arthritis urica besteht in der Phagozytose der Uratkristalle durch die Leukozyten. In die Leukozyten aufgenommen, liegen die Kristalle von einer Membran umgeben im Zytoplasma der Zelle, und das Kristall mit der Membran wird Phagosom genannt. Die Phagosome kommen mit den Lysosomen in Berührung, und die Fusion von Phagosom und Lysosom führt zum Übertritt lysosomaler Enzyme, die die Membran der Phagosome zerstören, wodurch sowohl die Uratkristalle als auch die Enzyme in das Zytoplasma der Zelle freigesetzt werden. Die freien lysosomalen Enzyme führen in kürzester Zeit zur Zerstörung der Leukozyten. Die lysosomalen Enzyme haben sowohl beim akuten Gichtanfall als auch bei der chronischen Gicht eine Schlüsselrolle.

Diese Enzyme leiten die Entzündung durch Erhöhung der Kapillarpermeabilität und Zerstörung von Mastzellen mit der Freisetzung von Histamin ein und führen durch eine leukotaktische Wirkung zur verstärkten Immigration von Leukozyten in das Gelenk.

Auch der Hageman-Faktor (Faktor XII im Blutgerinnungssystem), das Kallikrein-Kinin-System und das Komplementsystem sind an der Auslösung des akuten Gichtanfalles wahrscheinlich beteiligt [1, 15, 118, 143, 199, 200].

Auslösende Momente des Gichtanfalles sind vor allem:
1. vermehrte Purinzufuhr
2. verminderte Harnsäureausscheidung
3. vermehrte endogene Harnsäurebildung
4. vermehrte Harnsäurebildung bei Streßsituationen oder Gewebszerfall (Trauma, Operationen, Herzinfarkt usw.)

5. unbekannte Auslösungsmechanismen
   (Blei, Ergotamin, Thiamin, Insulin) [122, 159, 194, 146].

Der Gichtanfall ist pathologisch-anatomisch eine hochakute, kristallindu-
zierte Synovitis [98, 143, 152, 199, 203]. Das Synonym für akute Gicht
„Podagra" drückt die bevorzugte Lokalisation des Gichtanfalles aus. Es
kann jedenfalls als Faustregel gelten, daß der Gichtanfall das Großzehen-
grundgelenk am häufigsten betrifft, dann folgen das Sprunggelenk, die
Mittelfußgelenke und das Kniegelenk, mit großem Abstand dann die
Gelenke der oberen Extremitäten [25, 159, 146, 194]. Bursitiden betreffen
am häufigsten die Bursa olecrani und Bursen im Knie- sowie Achillesseh-
nen-Bereich [23, 31, 99, 181, 208].

Der Gichtanfall ist durch den plötzlichen Beginn aus voller Gesundheit,
die Beschränkung auf ein Gelenk, die enorme Schmerzhaftigkeit, die inten-
sive entzündliche Reaktion mit Rötung, Schwellung und Hitze – und dem
fast immer guten therapeutischen Erfolg von Colchicin gekennzeichnet.
Nicht immer verläuft er aber in dieser Form [108, 145, 146, 193, 208]. Neben
dem Beginn aus voller Gesundheit kommen unspezifische, gastrointestinale
und muskelrheumatische Prodrome vor [159, 194, 208]. Auch unbehandelt
klingen die Anfälle wieder ab, frühestens nach einigen Tagen, spätestens
nach einigen Wochen [31, 145, 194, 208].

1.4.1.3 Interkritische Gicht

Wenn nach dem ersten Gichtanfall eine konsequente Behandlung des
Patienten stattfindet, die zu einer konstanten Normalisierung der Harnsäure-Konzentration im Plasma und damit in der Körperflüssigkeit führt, so
kommt es ebenfalls zu einer Normalisierung des Harnsäurepools im Organismus. Solange unter einer harnsäuresenkenden Therapie noch Harnsäuredepots vorhanden sind, können Rezidivattacken auftreten, die jedoch
durch prophylaktische Maßnahmen unterdrückt werden können. Der
Ablauf der Gicht kann also im zweiten Stadium gestoppt werden. Aber auch
heute noch sehen wir gelegentlich Patienten, die über das interkritische
Stadium hinaus in das Stadium der chronischen Gicht gelangt sind [108, 146,
159, 194].

1.4.1.4 Chronische Gicht

Mehr noch als beim Gichtanfall spielt die Hyperurikämie eine entscheidende Rolle bei der Entstehung der chronischen Gicht. Diese ist eine
direkte Folge der Ausfällung und Ablagerung von Harnsäure-Kristallen im
Gewebe.

Das charakteristische und pathognomonlsche Kennzeichen der chronischen Gicht ist der Tophus, der Gichtknoten. Er besteht aus einem kreideartigen, mürben Material, das sich nach röntgenkristallographischen Untersuchungen aus Mononatriumurat-Monohydrat-Kristallen und aus amorphen Uraten zusammensetzt [57, 108, 152, 181, 188].

Histologisch besteht der tophöse Knoten aus multizentrischen Uratablagerungen, die von bindegewebigen Strängen durchzogen und umgeben sind [194].

Bei der chronischen Gicht finden sich Harnsäureablagerungen im Gewebe. Auffällig ist die besonders hohe Affinität der Harnsäure zum Knorpel und allgemein zum Bindegewebe, z. B. Sehnenscheiden, Subkutis, Synovia usw. [57, 108, 145, 152, 181, 257]. Mit Ausnahme der Nieren sind Urate nur selten in parenchymatösen Organen nachgewiesen worden [108, 152, 181, 194]. Gemeinsames Merkmal aller Bindegewebe ist ihr hoher Gehalt an Mucopolysacchariden. Solche an Proteine gebundene Mucopolysaccharide, sog. Proteoglykane, sind hochpolymerisierte Moleküle, die die Tendenz zur Bildung engmaschiger Netze besitzen und für die Viskosität und Elastizität des Bindegewebes verantwortlich sind [101, 113, 194]. Katz und Schubert [113] konnten nachweisen, daß die Löslichkeit von Natriumurat durch Inkubation in einem Knorpelhomogenat erheblich zunimmt, jedoch reduziert wird, wenn man die Proteopolysaccharide im Homogenat durch Zugabe von Cetylpiridiniumchlorid ausfällt oder durch Hyaluronidase abbaut. Aus diesen Versuchen schließen die Autoren, daß die Proteoglykane einen Schutzfaktor gegen die Auskristallisation von Uraten darstellen, d. h., daß sie die Präzipitation von Harnsäure aus einer übersättigten Lösung verhindern [113].

Da die tophöse Ablagerung nur Folge einer verminderten – nicht jedoch erhöhten – Harnsäurelöslichkeit sein kann, hat Katz [113] die Hypothese aufgestellt, daß durch den Bindegewebsstoffwechsel lysosomale Enzyme frei werden, die die Proteoglykane zerstören und damit die Ausfällung der Uratkristalle aus der übersättigten Lösung bewirken.

Die Hypothese würde erklären, weshalb zahlreiche Menschen trotz Hyperurikämie nicht – oder noch nicht – von Gicht betroffen werden [194]. In weiteren Untersuchungen beobachtete Katz [zit. nach 194] bei Gichtikern, nicht bei Patienten mit Hperuriämie, eine Vermehrung von Glykosaminglykanen im Serum, die als Folge eines verstärkten Abbaus von Proteoglykanen aus dem Bindegewebe interpretiert wird. Der Spiegel dieser Polysaccharide im Serum ist unabhängig von der Höhe der Serum-Harnsäure, korreliert aber mit Dauer und Dosis einer Colchicin-Therapie.

Weitere Faktoren, die die Ablagerung von Harnsäure begünstigen, sind: Veränderungen des pH-Wertes und der Ionenkonzentrationen (lokal), Temperaturverminderung und vermutlich Traumen [15, 101, 181, 194].

Die chronischen Gelenkveränderungen sind die Folge der Zerstörung des gelenknahen Knochens durch Harnsäure, die sowohl durch den Knorpel als auch von der Synovia aus dort abgelagert wird. Dementsprechend liegen die sich bildenden Knochentophi manchmal randständig, manchmal zystisch im Innern, aber stets gelenknah. Sekundär treten arthrotische Veränderungen auf, manchmal mit Deformierungen, die durch gelenknahe Weichteiltophi noch augenscheinlicher werden. Die Beweglichkeit kann stark eingeschränkt sein, Ankylosen sind aber selten [31, 108, 152, 181, 193, 208]. Selten wurde von Autoren über das Vorkommen einer aseptischen Hüftnekrose bei Arthritis urica berichtet [37, 109, 257].

Die Tophi der Weichteile kommen im periartikulärem Gewebe, in Sehnenscheiden, Schleimbeuteln und in der Subcutis der Ohrmuschel und der Akren vor. Größere Tophi und akral gelegene Tophi brechen gelegentlich nach außen durch, dann entleert sich weißes Natriumurat. Nicht selten bilden sich dann Fisteln oder „Gicht-Geschwüre" mit dem Risiko der Infektion [31, 108, 176, 188, 194, 208].

Gichtniere und Nephrolithiasis

Als Gichtniere bezeichnet man die pathologischen Veränderungen in verschiedenen Abschnitten der Niere bei Gicht. Die pathologischen Veränderungen können von interstitiellen und intratubulären Harnsäure-Ausfällungen, glomulären und tubulären Veränderungen verschiedener Art, Hyalinose und Sklerose der Nierengefäße bis zur Nephrolithiasis und Pyelonephritis reichen [47, 68, 124, 152, 159, 253].

Frühzeitig treten Proteinurie, Leukozyturie und selten Hämaturie auf. Später kommt eine oft nur geringe und verhältnismäßig gutartig verlaufende Hypertonie dazu. Pyelonephritis ist nicht selten. Im späteren Verlauf kommt es zur Retention von Harnstoff und anderen Symptomen der Niereninsuffizienz. Insofern ist der Verlauf der Gichtniere als relativ gutartig zu bezeichnen [124, 145, 152, 162, 246].

Während es bei fast allen Gichtkranken zu Gichtnieren-Veränderungen unterschiedlicher Ausprägung kommt, ist das Auftreten einer Harnsteinbildung weniger häufig. Die Angaben über die Häufigkeit von Harnsäure-Steinen bei Gicht-Patienten schwanken zwischen 5 und 40% [13, 30, 59, 70, 141, 145, 156, 159, 251, 266], die von Nephrolithiasis von 5 bis 10% [141]. Außer zur Harnsäurestein-Bildung kommt es bei Gichtpatienten aber auch zur Bildung von Kalzium-Oxalat-Steinen [59, 94, 235, 244, 266].

Die Harnsäuresteine kommen auf zwei Wegen zustande: Einmal durch eine Hyperuricosurie, zum anderen durch die Senkung des pH als Ausdruck einer Hyperazidogenese in den Nieren [17, 49, 141, 206]. Die Harnsäuresteine sind dadurch charakterisiert, daß sie röntgenologisch vollkommen strahlendurchlässig sind, so daß sie „in situ" nur durch Kontrastdarstellung des Nierenbeckens und der anderen Harnwege festzustellen sind [70, 141].

Das häufigste klinische Syndrom ist der akut einsetzende, kolikartige Schmerz mit oder ohne Ausstrahlung zur LWS oder zur Leiste. Fakultativ kann eine Makrohämaturie vorkommen, rezidivierende oder chronische Mikrohämaturie mit Kristallurie kann auch einen Hinweis auf eine bestehende Harnsteinbildung geben [94, 156, 266].

1.4.2 Diagnose der Gicht

Die Diagnose des akuten Gichtanfalles wird in erster Linie klinisch (Monarthritis, Schmerz und Entzündungserscheinungen, die innerhalb weniger Stunden bis höchstens eines Tages ihr Maximum erreichen) festgestellt. Fast bei allen Gichtanfällen wird eine Hyperurikämie, d. h. ein Wert der Serum-Harnsäure-Konzentration über 6,5 mg/dl, gefunden. Andere Laborbefunde sind Beschleunigung der Blutsenkungsgeschwindigkeit und Nachweis von Harnsäurekristallen im Gelenkpunktat. Das prompte und nahezu regelmäßige Ansprechen des Gichtanfalles auf Colchicin und die selektive Wirkung des Colchicins bei der Gichtarthritis lassen einen Behandlungsversuch bei einer akuten Arthritis mit Colchicin zu einem diagnostischen Test werden [100, 146, 159, 193].

Die Diagnose der chronischen Gicht stützt sich in erster Linie auf die Anfallsanamnese und die Hyperurikämie. Es sollten aber nicht nur Gelenkleiden, sondern auch in allen Fällen Harnsäurenephrolithiasis, Hypertonien und unklare Harnbefunde sorgfältig erwogen werden. Besonders wichtig ist der Knochentophus. Meist erst geraume Zeit nach den ersten Anfällen findet man röntgenologisch gelenknahe zystische Aufhellungen, später kommt es zu größeren osteolytischen Prozessen [8, 31, 57, 65, 98, 99, 159, 181, 195].

1.5 Beziehungen der Hyperurikämie und Gicht zu anderen Stoffwechselstörungen und Krankheiten

Babucke und Mertz [2] fanden bei einem umfangreichem Patientenkollektiv die Hyperurikämie in 21,2% kombiniert mit Hyperlipoproteinämie, in 41,2% mit Fettleber, in 51,2% mit Hypertension und 9,9% mit manifestem und 6,7% mit asymptomatischem Diabetes mellitus.

Geht man von Patienten mit primären Hyperlipoproteinämien aus, berücksichtigt man also nur das Lipoproteinmuster von Patienten, die keinen Anhalt für eine sekundäre Hyperlipoproteinämie bieten, so findet man bei Hyperlipoproteinämien Typ IIa nur sehr selten eine Hyperurikämie, während bei der Hyperlipoproteinämie vom Typ IV in etwa einem Drittel der Fälle eine Hyperurikämie beobachtet werden kann [54, 64, 122, 212]. Die mögliche Ursache eines genetischen Zusammenhangs oder direkten metabolischen Zusammenhangs wurde wegen nicht ausreichender Familienuntersuchungen nur durch Vermutungen gestützt [245]. Alkoholabusus und Fettsucht spielen beim erhöhten Lipidspiegel die größte Rolle [50, 51]. Das gleichzeitige Auftreten von Fettleber und einer Störung des Harnsäurestoffwechsels wird sowohl bei Gicht als auch bei asymptomatischer Hyperurikämie relativ häufig beobachtet [2, 12]. Da es aber bisher keine vernünftige Hypothese gibt, welche die Entstehung einer Fettleber durch Störung im Purinstoffwechsel erklären könnte, wird die Leberverfettung bei Gicht häufig mit Alkoholkonsum, Hyperlipidämie, diabetischer Stoffwechsellage oder Adipositas in Beziehung gebracht [122, 212].

Einige Autoren berichteten über den Zusammenhang von Hyperurikämie mit einer gestörten Glukosetoleranz bzw. einem manifesten Diabetes mellitus [53, 159, 222]. Bei diesem kann es jedoch nur im Stadium der Dekompensation über die Zwischenstufe der Ketoazidose sekundär zu einem Harnsäureanstieg kommen. Bei Diabetikern ohne Dekompensation ist nicht mit einem vermehrten Auftreten von Hyperurikämie oder Gicht zu rechnen, während bei primärer Gicht relativ häufig ein Diabetes mellitus vorkommt [245]. Als Ursache dafür müssen Manifestationsfaktoren für den Diabetes mellitus, vor allem Adipositas und Fettstoffwechselstörungen in Betracht gezogen werden [2, 122, 245].

Eine klinische Bedeutung der Kombination von Hyperurikämie und Gicht mit einem erhöhten Blutdruck ist unbestritten [12, 44, 58, 68, 92, 158, 160, 186, 222, 245]. In Patientengruppen mit Hypertonie findet man eine Hyperurikämie häufiger als bei Patienten mit normalen Blutdruckwerten. Die Angaben schwanken zwischen 22,5 und 51,2% [2, 12, 58, 222, 245].

Für die bei Hypertonikern auftretenden Hyperurikämien werden renale Mechanismen verantwortlich gemacht, an erster Stelle eine Verminderung der tubulären Uratsekretion unter Einfluß einer Uratlaktazidämie; außerdem wurde bei essentiellen Hypertonikern eine niedrigere Turnoverrate von Harnsäure beobachtet [zit. nach 159]; daneben kann eine Hypertonie Ausdruck einer bereits existenten Uratnephropathie sein [160].

Hypertonie und Gicht sind zusätzliche Risikofaktoren für eine Arteriosklerose, speziell den Myokardinfarkt. In der Framingham-Studie [92] zeigte sich, daß Patienten mit Gicht dem doppelten Risiko einer koronaren Herzerkrankung unterliegen (definiert durch Myokardinfarkt, Anamnese

mit Angina pectoris oder typischen Ischämiereaktionen im EKG) als jene
ohne Gicht. Der Beitrag der drei, außer dem Nikotin, wichtigsten Risikofaktoren zur Koronararterien- und peripheren Arterienerkrankung –
Hypertension, Adipositas und Hyperlipidämie – ist schwierig abzuschätzen,
da diese drei offensichtlich unabhängig voneinander eigene Zusammenhänge mit der Hyperurikämie haben [32, 44, 54, 58, 92, 201, 212, 222].

Jüngste Studien in vitro und vivo lassen erkennen, daß Uratkristall-
ablagerungen zusammen mit verkürzter Lebensdauer der Thrombozyten
oder gesteigerter Thrombozyten-Aggregation bei der Atherogenese eine
Rolle spielen. Ein Beweis dafür steht jedoch noch aus [zit. nach 15, 160,
245].

Die Kombination der Gicht mit einer Ostitis deformans findet sich nach
der Literatur häufig [37, 191, 226], eine Kombination konnte aber mit der
primären chronischen Polyarthritis nur selten und zwar besonders bei Männern beobachtet werden [37].

Interessant ist, daß in Frankreich die Kombination von Femurkopfnekrose und Gicht nicht allzuselten zu beobachten ist und unter 101 Patienten
in der Mayo-Klinik mit Femurkopfnekrosen in den Jahren 1960 bis 1963
viermal gleichzeitig eine Gicht festzustellen war [zit. nach 37]. Dunky [37]
und Kästner u. Mitarb. [109] beschrieben auch Fälle mit einer Kombination
zwischen der Femurkopfnekrose und der Gicht.

Relativ häufig ist die Kombination einer Hyperurikämie mit einer Psoriasis vulgaris, ebenso findet man Zusammenhänge zwischen einer Arthritis
psoriatica und einer Hyperurikämie [37, 159, 247, 256]. Die bei 20 bis 50%
der Psoriatiker vorhandene Hyperurikämie ist wohl vornehmlich auf einen
Defekt im Kohlehydratstoffwechsel zu beziehen [159]. Dagegen kommt die
Verbindung einer Arthritis urica mit einer Psoriasis-Arthritis sehr selten vor
[37].

1.6 Therapie und Prophylaxe der Arthritis urica

1.6.1 Die Therapie des Gichtanfalles

Das Ziel der Therapie des Gichtanfalles ist eine möglichst schnelle und
anhaltende Beseitigung einer akuten, sehr schmerzhaften gichtigen Entzündung. Folgende Stoffe stehen uns zur Behandlung des Gichtanfalles zur
Verfügung:

24

Colchicin
Phenylbutazon und
Oxyphenbutazon
Indomethacin.
Adrenocorticotrope Hormone (ACTH) und Corticosteroide kommen
primär nicht zum Einsatz.

1.6.1.1 Colchicin

Colchicin wird schon seit 1500 Jahren zur Behandlung des Gichtanfalles
verwendet. Es ist das Hauptalkaloid der Herbstzeitlose (Colchicum autum-
nale) aus der Familie der Liliengewächse (Liliaceae). Die Pflanze verdankt
ihren Namen dem griechischen Arzt Dioscorides (kleinasiatische Land-
schaft Kolchis am Schwarzen Meer). Die Summenformel des Colchicins ist
$C_{22}H_{25}NO_6$ und entspricht in einem wesentlichen Punkt nicht der Definition
eines Alkaloids – das Molekül besitzt keine basischen Eigenschaften
(Abb. 2). Außerdem ist Colchicin wasserlöslich [71].

Nach oraler Applikation wird Colchicin sicher gut resorbiert [45, 71, 145].
Die Bestimmung der biologischen Halbwertzeit des Colchicins bereitet
große Schwierigkeiten, weil Colchicin rasch und nachhaltig an intrazelluläre
Strukturen gebunden wird [71, 159, 236]. Die innerhalb von 15 Minuten
nach intravenöser Applikation von 2 mg Colchicin gemessene mittlere
Serumkonzentration beträgt 1,14 ± 0,85 µg/100 ml [159, 237]. Das virtuelle
Verteilungsvolumen von Colchicin ist viel größer als das Volumen der
extrazellulären Flüssigkeit. Möglicherweise ist die in intrazellulären Räu-
men bzw. Leukozyten erreichte Konzentration wesentlich höher als die im
Plasma [71, 145, 159, 236, 237].

Aufgrund der Schnelligkeit, mit der Colchicin aus dem Plasma verschwin-
det, kann eine Bindung der Substanz an Plasmaproteine nur gering sein [71,
59, 236]. Die Plasmahalbwertzeiten übersteigen im Mittel nie 40 Minuten.

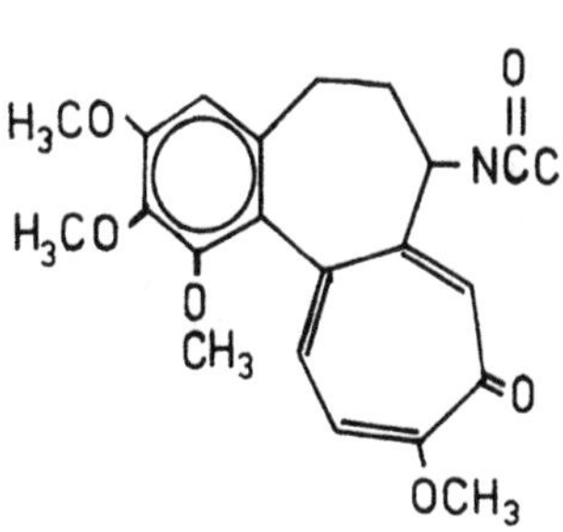

Abb. 2. Strukturformel des Colchicins

Im „Normalkollektiv" (Patienten ohne Niereninsuffizienz oder Leberzellschaden) betrug sie im Mittel 20 Minuten, selten bis 30 Minuten [71, 145, 159, 236, 237], so daß dann das Colchicin bereits weitgehend eliminiert sein müßte. Eine toxische Wirkung aufgrund von Überdosierung ist somit schlecht vorstellbar [237]. Colchicin wird hauptsächlich auf biliärem Wege ausgeschieden, aber auch über Intestinum und Niere [71, 159, 236, 237].

An der Sicherheit seiner Wirkung wurde nie gezweifelt. Mit großer Übereinstimmung wird die Ansprechquote des Gichtanfalles auf eine Colchicin-Therapie mit Werten zwischen 75% und über 95% in der Literatur angegeben [zit. nach 71 und 145]. Der Wirkungsmechanismus von Colchicin beim Gichtanfall ist auch heute noch nicht in allen Einzelheiten aufgeklärt. Erstaunlich ist die Tatsache, daß Colchicin die Serumharnsäure-Konzentration und die Harnsäureausscheidung mit dem Harn oder die Löslichkeit von Urat im Plasma nicht beeinflußt [144, 159]. Von möglicherweise entscheidender Bedeutung für die Colchicin-Wirkung sind die Mikrotubuli, weil sie diese Substanz spezifisch zu binden vermögen.

Malawista [144] entwickelte angesichts dieses Colchicins-Bindungsvermögens – Beteiligung der Mikrotubuli am Aufbau der Metaphasespindel und der damals bereits bekannten Funktionen der Mikrotubuli in der Interphasezelle – die Arbeitshypothese, der entzündungshemmenden und antimitotischen Wirkung des Colchicins läge ein gemeinsamer Mechanismus zugrunde. Malawista [144] beobachtete unter Colchicineinfluß in den polymorphkernigen Leukozyten nicht nur eine „Dissoziierung von Phagozytose und erhöhtem Sauerstoffverbrauch" sondern auch ein vermindertes Auftreten zytoplasmatischer Vacuolen (Phagolysosomen) mit entsprechend verminderter Degranulierung des Zytoplasmas. Die eigentliche Phagozytose der verwendeten Staphylokokken selbst blieb von Colchicin unbeeinflußt.

Es ist bis heute nicht möglich, eine sichere Zuordnung sämtlicher einzelner Effekte des Colchicins zum mikrotubulären Apparat zu treffen, jedoch ist es durchaus vorstellbar, daß verschiedene Konzentrationen des Pharmakons jeweils in der Lage sind, nur bestimmte Teilfunktionen des mikrotubulären Apparates zu unterdrücken, ohne daß jeweils auch ein morphologisches Verschwinden der Mikrotubuli gefordert werden müßte [71, 144, 232].

Chang [27] beobachtete, daß bei einer Arthus-Reaktion (wichtige Mediatoren für diesen Entzündungstyp sind, wie bei Gichtanfall, die polymorphkernigen Leukozyten) eine entzündungshemmende Wirkung von Colchicin 50mal stärker als bei Indomethacin und 100mal stärker als bei Phenylbutazon ist.

Im akuten Gichtanfall wird das Colchicin 1–2stündlich in einer Menge von 0,5 bzw. 1 mg oral verabreicht, bis zum Abklingen der Schmerzen bzw.

Auftreten gastrointestinaler Störungen. Am ersten Tag werden höchstens 8 mg Colchicin verabreicht, in den folgenden 2–3 Tagen gibt man ausreichende Dosen [15, 45, 71, 145, 163, 181, 192, 205, 208, 226, 227]. In Deutschland gibt es kein intravenös anwendbares Colchicin. Autoren aus den USA empfehlen 2–3 mg Colchicin in 20 ml Kochsalz-Lösung langsam und streng intravenös zu injizieren. Bei fehlerhaften Injektionen treten Gewebsnekrosen auf [15, 145, 207]. Die tägliche Höchstdosis von 6 mg sollte nicht überschritten werden [145]. Durch intravenöse Verabreichung wird die Zeit bis zum Ansprechen verkürzt und das Risiko gastrointestinaler Nebenwirkungen vermindert [15, 145, 192].

Zur Prophylaxe wird, besonders in der amerikanischen Literatur, das Colchicin zur Verminderung der Anfallshäufigkeit in einer Dosis von 1–3mal 0,5 mg/die in Kombination mit Uricosurica, bzw. Uricostatica, verordnet [45, 71, 207, 228].

Nebenwirkungen sind häufig und äußern sich in Brechreiz, Erbrechen, Übelkeit und Durchfälle sowie Magenkrämpfen [15, 145, 159, 181, 208, 226]. Sie treten bei ca. 80% der oral behandelten Patienten auf [145]. Bei einer Überdosierung von Colchicin wurden Alopezien, Leukopenien bis Panzytopenien und vorübergehende Knochenmarksdepressionen, Neuritiden und Myopathien sowie toxische Hepatopathien beobachtet [15, 62, 71, 145, 159, 207, 226].

1.6.1.2 Phenylbutazon und Oxyphenbutazon

Phenylbutazon wurde 1946 von H. Stenzl synthetisiert [36, 192, 232]. Phenylbutazon (1,2-Diphenyl-3,5-dioxo-4n-butyl-pyrazolidin) liegt als Natriumsalz zur Injektion und in der Dicarbonylform zur enteralen Applikation in Tabletten- und Suppositorien-Form vor [226, 232]. Im Plasma wird Phenylbutazon zu 98% an Plasmaalbumin gebunden [45, 207, 232]. Dieser Prozentsatz fällt jedoch mit der Höhe der Gesamtkonzentration ab [232]. Das Verteilungsvolumen ist kleiner als der Extrazellulärraum – etwa ein Drittel einer Einzeldosis von Phenylbutazon wird im Plasma gefunden. Hermann [zit. nach 232] bestimmte Plasmahalbwertzeiten für Phenylbutazon zwischen 24 und 48 Stunden, für Oxyphenbutazon um 42 Stunden [45, 71, 207, 232].

Außer der antipyretischen, analgetischen und antiphlogistischen Wirkung des Phenylbutazons bzw. Oxyphenbutazons wird hier die uricosurische Wirkung erwähnt [159, 224, 232]. Der eigentliche antiphlogistische Wirkungsmechanismus ist nach wie vor unbekannt. Die uricosurische Wirkung wird in erster Linie als Beeinflussung der tubulären Funktion gedeutet [15, 45, 61, 159, 232].

Oxyphenbutazon hat gegenüber Phenylbutazon keine Vorzüge bezüglich der Ansprechbarkeitsquote und Risiko von Nebenwirkungen [71, 232]. Als Dosierung wird entweder am ersten Tag eine intramuskuläre Injektion von 1000 mg Phenylbutazon und an den folgenden Tagen abfallende orale Dosen verabreicht oder zu Beginn oral 200 mg und weiter alle 3 Stunden 100 mg bis zu einer Tagesdosis von 800 mg. An den darauffolgenden Tagen ebenfalls abfallende orale Dosen (400 mg, 200 mg) [15, 45, 61, 71, 145, 205, 227].

Unerfreuliche Nebenwirkungen sind die Ulkus-Bildung sowie Agranulozytose, Leberfunktionsstörungen, strumigene Wirkung und die Beeinflussung des Salz- und Wasserhaushaltes [15, 61, 71, 145, 161, 207, 226, 227].

1.6.1.3 Indomethacin

Indomethacin ist 1-(p-Chlorbenzoyl)-5-methoxy-2-methylindol-3-essigsäure (Abb. 3).

Indomethacin wird nach oraler Gabe schnell resorbiert und erreicht einen maximalen Plasmaspiegel nach 1 Stunde. Nach rektaler Applikation erfolgt die Resorption noch etwas rascher [15, 45, 232]. Die Plasmahalbwertzeit liegt bei nur 2 Stunden [207, 232].

Bereits Plasmakonzentrationen unter 0,1 mg/dl sind deutlich analgetisch und antiphlogistisch wirksam (232). Die antiphlogistische Wirkung des Indomethacins wird in erster Linie als Beeinflussung der Prostaglandin-Synthese (Inhibition) gedeutet, aber auch durch Hemmung der Bewegungsfähigkeit (Chemotaxis) und Phagozytose der Leukozyten und anderer mononukleärer Zellen [15, 36, 45, 71].

Als Dosis wird von mehreren Autoren [15, 45, 71, 145, 159, 205, 208, 232] die Gabe von 3 × 100 mg Indomethacin pro Tag für den ersten Tag

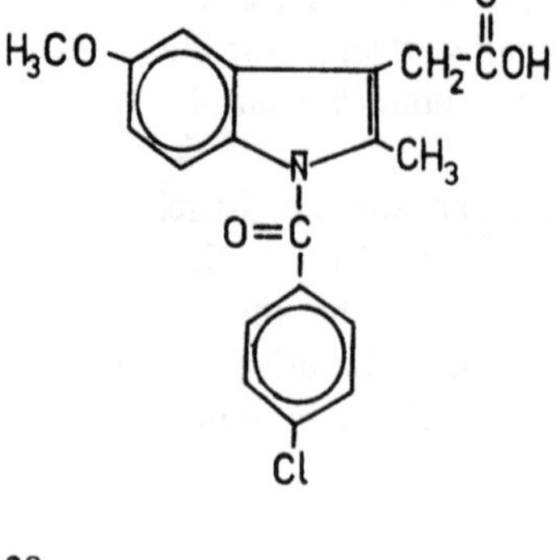

Abb. 3. Strukturformel des Indomethacins

angegeben. Dann wird die Dosis auf alle 8 Stunden um 25 mg – für 24 Stunden – reduziert und zuletzt 50 mg alle 8 Stunden für nochmals 24 Stunden angegeben [15, 45, 71, 232]. Am ersten Tag kann man alle 4 Stunden bis zu 100 mg bis zur Schmerzerleichterung geben [232]. Eine Dosis von 300 mg/Tag sollte dabei nicht überschritten werden [232]. Die Gesamtdosis kann sowohl oral als auch rektal oder auch aufgeteilt in Kapseln und Suppositorien gegeben werden.

Die Quoten der Nebenwirkungen sind stark dosisabhängig [145, 159, 207, 232]. Diese sind hauptsächlich Unverträglichkeit von seiten des Magen-Darm-Traktes, Kopfschmerzen, Benommenheit, Konzentrationsschwäche, Exantheme und Ödeme. Die ulzerogene Wirkung des Indomethacins nimmt deutlich ab bei einer Dosis unter 200 mg/Tag [15, 145, 159, 207, 232]. Selten sind Nebenwirkungen durch Nieren-, Leber- oder Knochenmarkschädigungen [15, 61, 159, 232].

Indomethacin stellt neben Colchicin das brauchbarste Mittel zur Bekämpfung des Gichtanfalles dar; es wirkt sehr sicher, beeinflußt den Plasmauratspiegel nicht, erhöhte Nebenwirkungen sind bei einer kurzfristigen Behandlung nicht zu erwarten.

1.6.1.4 Weitere medikamentöse sowie diätetische Behandlung des Gichtanfalles

Synthetische Steroide in einer Dosierung von 25–50 mg Prednisolon oder eine äquivalente Dosis sind bei akutem Gichtanfall in parenteraler Gabe sehr gut wirksam. ACTH oder Corticosteroide werden in der Regel bei Patienten, deren Anfälle nicht auf Colchicin oder Phenylbutazon bzw. Indomethacin ansprechen, in Kombination mit Colchicin verwendet [36, 71, 145, 159, 192, 207]. Der therapeutische Effekt beruht auf der starken antiphlogistischen Wirkung der Nebennierenrindenhormone [192].

Andere Medikamente sind zur Behandlung des Gichtanfalles ebenfalls genannt worden und haben sich als mehr oder weniger wirksam erwiesen.

In der amerikanischen Literatur [15, 45, 61, 145, 223, 236] wurde Naproxen, Ibuprofen und Fenoprofen als sehr wirksam in der Behandlung der akuten Gicht angesehen. Naproxen wurde in einer initialen Dosis von 750 mg und dann als Dauerdosis 3 × 250 mg/die bzw. bis 1,5 g/die, Ibuprofen mit 2,4 g/die und Fenoprofen bis zu 3,2 g/die verabreicht [15, 36, 45, 61, 223, 236].

Piroxicam [19, 36] wird beim akuten Gichtanfall ebenfalls als wirksam angegeben. Die Dosierung beträgt am ersten Tag eine Einzeldosis von 40 mg, am zweiten und dritten Tag 4 × 10 mg.

Der Patient sollte zu Alkoholabstinenz, ausreichender Flüssigkeitszufuhr und zur Vermeidung stärkerer Purinzufuhr angehalten werden. Dies trägt allerdings nicht zur Beseitigung eines bestehenden Gichtanfalles bei, sondern verhindert lediglich weitere Attacken.

1.6.2 Behandlung der Gicht in den interkritischen Phasen und im chronischen Stadium

1.6.2.1 Diätetische Behandlung

Die Ernährung ist für die Entstehung und den Verlauf der Gicht sicher von entscheidender Bedeutung. Allein die Tatsache, daß nach Ende des 2. Weltkrieges in Deutschland die Krankheit Gicht so gut wie verschwunden war, rechtfertigt diese Auffassung.

Der exogene Einfluß purinreicher Diät auf den Harnsäurestoffwechsel ist gründlich untersucht worden [153, 187, 254]. Unter purinfreier Formeldiät fällt sowohl beim Gesunden als auch beim Hyperurikämiker die Serumharnsäure- und auch die renale Harnsäureausscheidung ab [77, 140, 152, 211, 216]. Es stellt sich bei Gesunden innerhalb von 7 bis 10 Tagen ein Plasmaharnsäurespiegel von durchschnittlich 3,1 mg/dl sowie eine mittlere renale Ausscheidung von 330 mg/dl ein [77, 140, 152, 211].

Werden einer purinfreien Diät Purine in Form von Ribonucleinsäure (RNS) oder Desoxyribonucleinsäure (DNS) zugesetzt, so kommt es zu einem dosisabhängigen Anstieg von Plasmaharnsäure und renaler Harnsäureausscheidung. Die Berechnung der Untersuchungsergebnisse ergab, daß 1 g RNS zu einem Anstieg der Plasmaharnsäure um 0,4 mg/dl führt. Die entsprechenden Werte für die renale Ausscheidung der Harnsäure betragen 140 mg/die pro 1 g RNS bzw. 68 mg/die pro 1 g DNS [140, 152, 254]. Bei familiären Hyperurikämikern führt die zusätzliche Gabe von RNS und DNS im Vergleich mit Gesunden zu einem um 50% höheren Anstieg des Plasmaharnsäurespiegels, während die renale Harnsäureausscheidung nicht von der Kontrolle abweicht [140, 254]. Die Wirkung der einzelnen Harnsäure-Vorläufer auf Serum- und Urinharnsäure ist unterschiedlich ausgeprägt. Die stärkste Wirkung zeigen die Mononucleotide, die allerdings in der Nahrung kaum vorkommen [140, 211].

Eine purinfreie Formeldiät ist beim Hyperurikämiker leider sehr schwierig einzusetzen. Diätvorschriften sind für jeden Patienten mit Hyperurikämie als Basistherapie gedacht und sie verfolgen im wesentlichen 3 Ziele:
1. Verringerung der Purinzufuhr mit der Nahrung,
2. Normalisierung des Körpergewichtes und
3. Reduktion der Alkoholzufuhr [77, 140, 152, 243].

Eine Verringerung der Purinzufuhr erreicht man durch die Einnahme von nur einer Fleischmahlzeit von ca. 100 bis 150 g pro Tag, meiden von Innereien und weitgehender Umstellung der Eiweißzufuhr auf Milch und Milchprodukte [77, 140, 152, 243, 254].

In weiteren Untersuchungen konnte nachgewiesen werden, daß auch oral zugeführtes Protein die Harnsäureausscheidung vermehren kann [138, 153]. Die Eiweißzufuhr sollte aber 12 bis 15 Energieprozente nicht überschreiten, da eine erhöhte Eiweißzufuhr ebenfalls zur Harnsäurebildung führt. Diese allgemeinen diätetischen Maßnahmen sind beim übergewichtigen Hyperurikämiker doppelt nützlich, sie beseitigen den indirekten Risikofaktor Übergewicht, der weitere Stoffwechselerkrankungen wie Diabetes mellitus oder Hyperlipoproteinämie begünstigt, und senken den Harnsäurespiegel [140, 152, 153, 243].

Es ist wohlbekannt, daß nach reichlichem Alkoholgenuß die renale Harnsäureausscheidung stark gehemmt wird. Es ist jedoch nicht notwendig, den Patienten mit Hyperurikämie Alkohol vollständig zu verbieten. Wenn nicht andere Gründe (Leberschaden, Hyperlipoproteinämie usw.) dagegen sprechen, kann man eine normale Portion eines alkoholhaltigen Getränkes (1 Aperitif oder 1 Glas Wein oder 1 Glas Bier) zu den Hauptmahlzeiten gestatten (140, 243, 254]. Zöllner [254] schreibt charakteristisch „so ist jedem einzelnen Patienten mit Hyperurikämie zu sagen, daß er sein Gewicht normalisieren muß, daß er von Fleisch, Fleischprodukten oder Fisch nur eine 120 g-Portion pro Tag zu sich nehmen darf, daß er deshalb einen nennenswerten Teil seiner Ernährung auf Brot und Milchprodukte umstellen muß und daß er von Alkohol nie mehr trinken sollte, als dem Verkehrsrichter recht ist".

1.6.2.2 Uricosurica

Die Wirkung der Uricosurica beruht auf einer Hemmung der tubulären Harnsäurerückresorption, in deren Gefolge es bis zur Einstellung eines neuen Plasmaspiegels und vollständiger Ausschwemmung eventueller Harnsäuredepots zu einer vermehrten renalen Harnsäureausscheidung kommt.

a) Die renale Harnsäureausscheidung und der Wirkungsmechanismus der Uricosurica

Über die Nieren werden bei physiologischen Harnsäure-Spiegeln nach Untersuchungen [136, 159, 168, 259] mit einer Isotopenverdünnungsmethode ungefähr zwei Drittel der Harnsäure ausgeschieden, der Rest wird in den Magen-Darm-Trakt sezeniert und dort bakteriell abgebaut.

Die renale Harnsäureausscheidung beträgt 5–10% der filtrierten Menge bei Gesunden unter Normalkost [136]. Dies entspricht einer renalen Harnsäure-Clearance von 8,7 ± 2,5 ml/Min. [51, 136]. Die renale Clearance ist bei Gichtpatienten durchschnittlich geringer, die Bereiche der Werte von Gesunden und Patienten mit familiärer Hyperurikämie überschneiden sich jedoch [51, 136, 189].

Bei der renalen Harnsäureausscheidung sind drei Mechanismen beteiligt, die glomuläre Filtration, die tubuläre Rückresorption und die tubuläre Sekretion [23, 103, 140, 168, 189, 219, 253]. Die Harnsäure wird glomulär zu einem hohen Prozentsatz, möglicherweise vollständig [103, 168, 189] filtriert. Eine vollständige Filtration ist nur möglich, wenn keine Bindung an Plasmaproteine vorliegt. Die Mehrheit aller Arbeiten [75, 168, 189] spricht dafür, daß die Proteinbindung von Urat bei 37°C so gering ist, daß sie sowohl unter physiologischen als auch pathologischen Bedingungen vernachlässigt werden kann.

Die Entdeckung der paradoxen Harnsäureretention führte zur Entwicklung der Theorie der Harnsäureausscheidung mit dem Drei-Komponenten-System, wie oben erwähnt [103, 168, 189, 219].

Die Drei-Komponenten-Hypothese besagt, daß Harnsäure fast vollständig filtriert, durch aktiven Transport zum größten Teil rückresorbiert und schließlich wieder sezerniert wird. Von diesen drei Komponenten war nur die Größe der Filtration zuverlässig zu bestimmen [zit. nach 136]. Der Anteil, den Rückresorption und Sekretion an der Harnsäureelimination hatten, konnte zunächst nicht sicher angegeben werden. Erst die antiuricosurische Wirkung von Pyrazinamid ermöglichte dies.

Zur annähernden Bestimmung der Größe der Rückresorption und Sekretion beschrieben Steele und Rieselbach [189, 220] den Pyrazinamid-Suppressionstest. Dabei wird die maximale Abnahme der renalen Harnsäureausscheidung unter Pyrazinamid untersucht. Die Interpretation des Testes setzt voraus, daß tubuläre Rückresorption und Sekretion zwei voneinander unabhängige Mechanismen sind und daß Pyrazinamid die Sekretion selektiv hemmt. Unter diesen Bedingungen stellt die durch Pyrazinamid hervorgerufene Abnahme der renalen Harnsäureausscheidung ein Maß für die Sekretion, die Restausscheidung ein Maß für diejenige Harnsäuremenge dar, die nicht rückresorbiert wurde [220].

Da eine Steigerung der Rückresorption durch Pyrazinamid nicht sicher ausgeschlossen werden kann, ist die Abnahme der Ausscheidung ein Mindestmaß für die Sekretion, und die Restausscheidung stellt die maximal nicht rückresorbierte Harnsäuremenge dar [103, 219, 220]. Gutman et al. fanden 1959 bei Patienten mit Niereninsuffizienz und Normalpersonen unter gleichzeitiger Anwendung von Sulfinpyrazon, osmotischer Diurese und Harnsäureinfusionen eine renale Harnsäureausscheidung von bis zu 123%

der filtrierten Menge [zit. nach 136]. Eine vollständige Hemmung der Rückresorption war unter diesen Bedingungen nicht wahrscheinlich. Die Autoren haben deshalb daraus geschlossen, daß die sezenierte Menge möglicherweise größer ist als die ausgeschiedene Menge und außerdem auf gleicher Höhe mit oder distal des Sekretionsortes im Tubulus nochmals eine Rückresorption stattfindet. Dieser Grundsatz galt für die Wirkung der Uricosurica. Es war demnach zu erwarten, daß bei gleichzeitiger Gabe von Uricosurica und Pyrazinamid die durch Uricosurica hervorgerufene Mehrausscheidung der Harnsäure mengenmäßig unverändert bleibt [189, 219, 220]. Gröbner [136] gibt ein Beispiel: Ein Patient scheidet renal 400 mg Harnsäure pro Tag aus, unter einem Uricosuricum steigt die Ausscheidung vorübergehend auf 1000 mg. Bei Gabe von Pyrazinamid sinkt die Harnsäureausscheidung von 400 auf 100 mg pro Tag. Nach der Drei-Komponenten-Hypothese ist damit bei kombinierter Gabe von Uricosuricum und Pyrazinamid eine Ausscheidung von 700 mg zu erwarten. Sowohl im Tierversuch als auch beim Menschen [34] führten jedoch Pyrazinamid bzw. Pyrazin-Säure zu einer weitgehenden Hemmung der uricosurischen Wirkung. In Gröbners Beispiel wird also die renale Harnsäureausscheidung von 100 mg pro Tag unter Pyrazinamid durch das Uricosuricum nicht verändert werden [136].

Diese Beobachtungen waren nur dadurch zu erklären, daß auf gleicher Höhe mit und/oder distal vom Ort der Sekretion nochmals eine Rückresorption stattfindet, daß also die renale Harnsäureausscheidung ein „Vier-Komponenten-System" darstellt (Abb. 4).

Die Wirkung der Uricosurica beruht auf einer Hemmung der tubulären Harnsäure-Rückresorption, so daß letzten Endes als „Nettoeffekt" des Einflusses der Uricosurica nach glomerulärer Filtration, Rückresorption und neuerlicher Sekretion eine Erhöhung der renalen Harnsäureausscheidung resultiert [35, 52, 62, 87, 168].

Medikamente, die die Uratausscheidung zu fördern oder zu hemmen vermögen, greifen in erster Linie in proximalen Nephrosegmenten an. Bei der paradoxen Harnsäureretention nahm man an, daß bei niedriger Dosierung zunächst die Hemmung der Harnsäuresekretion stärker ist als die Hemmung der Rückresorption. Bei Steigerung der Dosis sollte die Hemmung der Rückresorption eine zunehmend größere Rolle spielen, so daß als Summe der Effekte eine vermehrte renale Harnsäureausscheidung resultiert. Bei mittlerer Dosierung bleibt die Harnsäureausscheidung unbeeinflußt [35, 52, 136, 168]. Zu einer paradoxen Harnsäureretention führen Natriumsalicylat, Probenecid und Phenylbutazon. Dagegen führten Sulfinpyrazon, Benzbromaron und Zoxazolamin auch in niedriger Dosierung nicht zu einer Harnsäureretention [48, 62, 87, 192].

Bei der uricosurischen Wirkung des Benzbromaron nimmt die Harnsäure-Clearance zu, während gleichzeitig die Nettorückresorption ab-

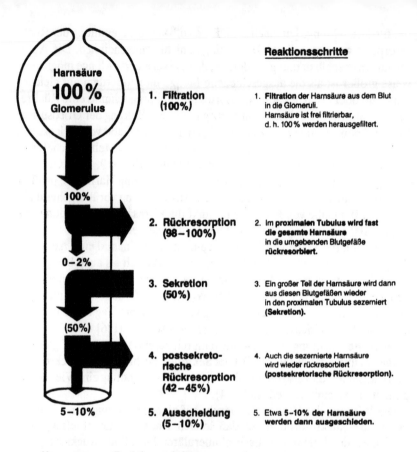

Reaktionsschritte

Harnsäure 100% Glomerulus

1. Filtration (100%)
1. **Filtration** der Harnsäure aus dem Blut in die Glomeruli. Harnsäure ist frei filtrierbar, d. h. 100 % werden herausgefiltert.

100%

2. Rückresorption (98–100%)
2. Im **proximalen Tubulus wird fast die gesamte Harnsäure** in die umgebenden Blutgefäße **rückresorbiert.**

0–2%

3. Sekretion (50%)
3. Ein großer Teil der Harnsäure wird dann aus diesen Blutgefäßen wieder in den proximalen Tubulus sezerniert **(Sekretion).**

(50%)

4. postsekretorische Rückresorption (42–45%)
4. Auch die sezernierte Harnsäure wird wieder rückresorbiert **(postsekretorische Rückresorption).**

5–10%

5. Ausscheidung (5–10%)
5. Etwa **5–10% der Harnsäure** werden dann ausgeschieden.

Hemmung von Reaktionsschritten

2. und 4. durch Benzbromaron, Benziodaron, Tienilsäure
2. bis 4. durch Probenecid, Sulfinpyrazon, Salizylat (dosisabhängig)

Abb. 4. Renale Behandlung von Harnsäure in 5 Teilschritten in Glomerulus und proximalem Tubulus (aus D. P. Merz, Hyperurikämie – Gicht, ein kardiovasculäres Risiko?, Edition m + p, Hamburg u. Neu-Isenburg 1980)

nimmt. Dabei ist noch ungeklärt, ob diese Einschränkung der Nettorückresorption durch eine Verminderung der Harnsäurerückresorption oder durch eine Steigerung der tubulären Sekretion zustandekommt. Die gleichbleibenden Kreatinin-Clearance-Werte (Zöllner u. Mitarb. [263]) zeigen, daß die Erhöhung der Harnsäure-Clearance nicht mit einer gesteigerten glomerulären Filtration in Zusammenhang gebracht werden kann [62, 168, 263].

Manche Autoren haben auch eine Hemmung der Xanthin-Oxydase durch Benzbromaron in vitro beschrieben [16, 136, 168, 263]. Da eine vermehrte Ausscheidung von Xanthin und Hypoxanthin im Urin behandelter Patienten unter therapeutischen Dosen von Benzbromaron nicht festzustellen war [215], spielt dieser Effekt in vivo offensichtlich keine Rolle [108, 215, 263].

Von allen Uricosurica werden drei Substanzen zur Dauertherapie empfohlen, die gleichzeitig gut uricosurisch wirksam und nebenwirkungsarm sind. Diese sind Probenecid, Sulfinpyrazon und Benzbromaron.

b) Probenecid

Probenecid ist ein Derivat der Benzoesäure und wird nach oraler Zufuhr rasch und fast vollständig resorbiert, die maximalen Plasmakonzentrationen werden 2–3 Stunden nach einer 1 g-Dosis erreicht. Bei einer Plasmaproteinbindung von 90% ist die glomuläre Filtration von Probenecid gering und ist deshalb vom Harn-pH abhängig (pK = 3,4) [136]. Nach Talbott [226] liegen die therapeutischen Plasmakonzentrationen zwischen 1 und 5 mg/100 ml, höhere Konzentrationen haben keine zusätzliche Wirkung. Die durchschnittliche Tagesdosis beträgt 1,0 bis 3,0 g, wobei die mittlere Dosis bei 2,0 g täglich liegt [52, 136]. Bei beginnender Behandlung muß gleichzeitig eine Harnalkalisierung und Verordnung eines Harnvolumens von mindestens 2 Litern pro Tag erreicht werden [86].

Gichtanfälle und Nephrolithiasis sind Komplikationen jeder uricosurischen Behandlung und lassen sich durch Colchicin-Prophylaxe bzw. Harnneutralisierung und ein großes Harnvolumen weitgehend vermeiden. Gastrointestinale Beschwerden und Exantheme wurden in bis zu 8% der Fälle beschrieben [zit. nach 136].

c) Sulfinpyrazon

Sulfinpyrazon ist ein Pyrazolidin-Derivat und wird schnell und fast vollständig aus dem Gastrointestinaltrakt resorbiert. Nach oraler Gabe kann die uricosurische Wirkung fast 10 Stunden anhalten [136, 159, 192]. Wegen der hohen Plasmaproteinbindung gelangt Sulfinpyrazon fast ausschließlich durch Sekretion ins Tubuluslumen. Außer der uricosurischen Wirkung von Sulfinpyrazon wurde eine Hemmung der Thrombozytenaggregation und Verlängerung der Thrombozytenüberlebenszeit nachgewiesen [zit. nach 136], jedoch keine antiphlogistische Wirkung.

Im Gegensatz zu Probenecid läßt sich die uricosurische Wirkung von Sulfinpyrazon wegen des niedrigen pK von 2,8 durch Harnneutralisierung nicht weiter steigern.

Die wirksame orale Tagesdosis liegt bei 200 bis 400 mg, verteilt auf 3–4 Einzelportionen [136, 159, 192].

Die Toxizität des Sulfinpyrazons entspricht der des Probenecid, wobei ca. 10 bis 15% der Fälle Nebenwirkungen von seiten des Gastrointestinaltraktes, evtl. auch das Aufflackern eines alten Ulkus zeigen sowie 3% der Fälle allergische Reaktionen [136]. Im Gegensatz zu Phenylbutazon wurden Salz- und Wasserretentionen sowie schwere Schädigungen der Hämatopoese unter Sulfinpyrazon bisher nicht beobachtet [136].

d) Benzbromaronum

Im Bereich der Benzoferan-Derivate spielen als Uricosuricum nur Benzbromaronum, Benziodarum und Benzaronum eine Rolle.

Benzbromaron wird aus dem Gastrointestinaltrakt zu ungefähr 50 bis 60% resorbiert. Mikronisierte Präparationen führen zu einer besseren Bioverfügbarkeit [97]. Nach oraler Gabe finden sich maximale Plasmakonzentrationen nach 2 bis 4 Stunden [97, 180]. Sie fallen danach aufgrund der Dehalogenierung schnell ab, die Plasmahalbwertzeit beträgt teilweise über 12 Stunden [97, 136, 180]. Die renale Ausscheidung von Benzbromaron und seinen Metaboliten (Benzaron-Hauptmetabolit) ist im Vergleich zur enteralen Ausscheidung gering [136, 180, 238].

Nach einer oralen Einzeldosis von 100 mg der nicht-mikronisierten Form steigt die Harnsäureausscheidung nach einer Stunde an, der Abfall der Harnsäure beginnt nach 3¼ Stunden, zu einem Zeitpunkt, wo die renale Harnsäureausscheidung verdoppelt ist [147, 263]. Die wirksame Dosis von Benzbromaron liegt bei 50 bis 150 mg täglich, wobei der Wirkungseintritt dosisabhängig ist [263] und das Wirkungsmaximum erst am 4. Tag erreicht wird [147, 263]. Wegen der langen Plasmahalbwertzeit von Benzbromaron bzw. seinen Metaboliten muß weder bei Therapieeinleitung noch während der Dauertherapie die Tagesdosis in mehrere Einzeldosen aufgeteilt werden. Harnneutralisation und ein großes Urinvolumen müssen wie bei jeder uricosurischen Behandlung gefordert werden [136, 263].

Nebenwirkungen von Benzbromaron betreffen vorwiegend den Gastrointestinaltrakt. In verschiedenen Studien zeigte sich eine Häufung von Diarrhoen, durchschnittlich in 3–4% der Patienten [10, 56, 147, 152a]. Es wurden Nausea und Sodbrennen [136], Kopfschmerzen und allergische Reaktionen bis 0,5% beobachtet [147, 152a]. Masbernard und Giudicelli [147] beobachteten bei einer Dauerbehandlung mit Benzbromaron in 10 Jahren eine Urolithiasis bei 4% der Behandlungsfälle und Nierenkoliken bei 1% der Fälle. Durch fehlende Colchicin-Prophylaxe können wie bei jeder uricosurischen Behandlung Gichtanfälle ausgelöst werden [78].

Ein Therapieerfolg der Uricosurica ist bei Gichtniere und Niereninsuffizienz nicht gesichert [263].

1.6.2.3 Pharmakologische Hemmung der Harnsäurebildung (Uricostatica)

Zahlreiche Substanzen beeinflussen die Harnsäurebildung durch Hemmung verschiedener Enzyme des Purinstoffwechsels. Es handelt sich hierbei im wesentlichen um Analoge des Glutamins (z. B. Azaserin), Analoge der Folsäure (z. B. Methotrexat, Aminopterin) sowie Analoge von Purinbasen (z. B. 6-Merkaptopurin, 6-Thioguanin, Allopurinol, Oxypurinol) [81, 111]. In der Langzeittherapie der Hyperurikämie und Gicht hat sich unter den Hemmstoffen der Harnsäuresynthese infolge der geringen Toxizität nur Allopurinol durchgesetzt [81].

Allopurinol (1-H-Pyrazolo-(3,4-d)pyrimidin-4-ol)

Allopurinol sowie sein Hauptmetabolit Oxypurinol sind Inhibitoren der Xanthinoxydase, die die Oxydation von Hypoxanthin und Xanthin zu Harnsäure sowie von Allopurinol zu Oxypurinol und von 6-Mercaptopurin zu 6-Mercaptoharnsäure (Abb. 5) katalysiert [39, 84, 93].

Metabolismus:

Allopurinol, ein Strukturanalog des Hypoxanthins ist sowohl Substrat als auch Inhibitor der Xanthinoxydase. Die Bindungsaffinität von Allopurinol

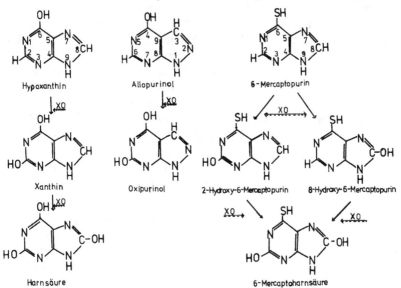

Abb. 5. Reaktionen der Xanthinoxydase. (aus Gröbner, W.: Pharmakologische Hemmung der Harnsäurebildung; Hyperurikämie und Gicht, Band 5. Herausgeg. Zöllner N., Springer Verlag, Berlin–Heidelberg 1982)

an das Enzym ist ungefähr 10–40fach größer als die des Xanthins [38, 39, 41, 42]. Bei der Clearance von Allopurinol aus dem Blutkreislauf spielen zwei Prozesse eine Rolle:

1. die renale Elimination und
2. die Metabolisierung.

Allopurinol wird durch die Xanthinoxydase in vivo zum entsprechenden Xanthinanalog Oxypurinol umgewandelt [38, 39, 41, 42, 93, 102]. Ein geringer Teil wird durch die Purinnukleosid-Phosphorylase mit Ribose-1-Phosphat direkt zu Allopurinol-1-N-Ribonucleosid und vermutlich wiederum direkt durch die HGPRT zu Allopurinol-1-N-Ribonucleotid umgewandelt [42, 63, 127, 178]. Allopurinol verursacht eine „pseudoirreversible" Inaktivierung der Xanthinoxydase; eine Inaktivierung ereignet sich, wenn Allopurinol und das Enzym in Abwesenheit von Substrat inkubiert werden; diese Inaktivierung läßt sich durch langdauernde Dialyse aufheben [39]. Oxypurinol, der Hauptmetabolit des Allopurinols besitzt keinen direkten Einfluß auf das Enzym allein, inaktiviert es jedoch in Gegenwart von Xanthin [38].

Pharmakokinetik:

Allopurinol wird schnell aus dem Darm resorbiert und ist im Plasma 30 bis 60 Minuten nachweisbar [20, 21, 39, 239]. Weder Allopurinol noch sein Hauptmetabolit Oxypurinol sind im Plasma an Protein gebunden [39, 42]. Allopurinol und Oxypurinol sind im gesamten Körperwasser gleichmäßig verteilt, außer im Gehirn, wo die Spiegel etwa halb so hoch wie die Serumkonzentrationen liegen [39]. Allopurinol wird rasch metabolisiert. Die biologische Halbwertzeit beträgt nur 2 bis 3 Stunden [39, 55]. Etwa 3 bis 10% der gegebenen Dosen weden unverändert im Urin ausgeschieden [20, 21, 39]. Etwa 70% wird als Oxypurinol, Oxydations-Produkt des Allopurinols, via Nieren ausgeschieden [39, 219], ein kleiner Teil als Allopurinolribonukleosid [127] und Allopurinolribonukleotid [63]. Die biologische Halbwertzeit des Allopurinols beträgt ca. 28 Stunden [39, 238, 239]. Walter-Sack et al. [239] beobachtete nach Verabreichung von 300 mg Allopurinol bei 5 Probanden eine mittlere Plasma-Eliminations-Halbwertzeit des Oxypurinols von 42,65 Stunden. Nach 168 Stunden wird ein Steady state erreicht. Die in Dauertherapie übliche Tagesdosis von 300 mg führt zu einem maximalen Spiegel von etwa 2 µg/ml Allopurinol und 10 µg/ml Oxypurinol [21, 55, 83, 205, 213].

Wie Elion et al. [40] zeigen konnten, stehen die Oxypurinol-Plasmaspiegel deutlich mit den Nierenfunktionsparametern in Beziehung: d. h. bei schwerer Einschränkung der Nierenfunktion (Kreatinin-Clearance 2,6 ml/

Min.) steigen die Oxypurinol-Werte auf das ca. 6-fache der Norm an. Da nach Einzelgabe von Allopurinol ca. 92% über die Nieren ausgeschieden wird, davon 10–11% unverändertes Allopurinol und 70–82% Oxypurinol [36, 39, 210], genügt bei Niereninsuffizienz eine geringe Dosis von Allopurinol, um erhöhte Harnsäure-Konzentrationen zu normalisieren und den toxischen Effekt von Allopurinol zu vermeiden [36, 160]. Die Anwendung von Dialyse-Verfahren reduziert den Serum-Oxypurinolspiegel bis auf 43% und den Harnsäurespiegel bis auf 57% [39, 40] und erübrigt bei terminaler Niereninsuffizienz eine Therapie mit Allopurinol [160].

Wirkungsmechanismus von Allopurinol auf die
Purin- und Harnsäure-Synthese:

Es kommen zwei Mechanismen in Betracht:
a) die Hemmung der Xanthinoxydase,
b) die Hemmwirkung auf die de-novo-Purinsynthese.

a) Hemmung der Xanthin-Oxydase

Xanthin-Oxydase katalysiert die Oxydation verschiedener natürlicher Purinsubstrate und Purinantimetaboliten. Allopurinol und Oxypurinol hemmen die Oxydation von Hypoxanthin zu Xanthin und von Xanthin zu Harnsäure in vivo und in vitro, wie in der Abb. 1 u. 5 dargestellt wird [39, 41, 217]. Infolge Hemmung der Xanthin-Oxydase kommt es unter Allopurinol zu einem Abfall der Serum-Harnsäure und der renalen Harnsäureausscheidung bei gleichzeitigem Anstieg der Ausscheidung von Hypoxanthin und Xanthin im Urin [39, 217].

Es ist diskutiert worden, ob die in-vivo-Hemmung der Xanthin-Oxydase primär durch Oxypurinol und nicht durch Allopurinol zustandekommt. Bei direktem Vergleich der beiden Substanzen ist Allopurinol jedoch wirksamer als Oxypurinol in der Inhibition der Xanthinoxydase in vitro, in vivo bei Mäusen und wenn beim Menschen einzelne Dosen von Allopurinol verabreicht werden [41, zit. nach 111]. Allopurinol ist sowohl Inhibitor als auch Substrat für die Xanthinoxydase und das Oxypurinol ist ein strukturelles Isomer von Xanthin und ein nicht kompetitiver Hemmer der Xanthin-Oxydase [111]. Die Synthese von Xanthinoxydase soll nach Elion et al. [42] durch Oxypurinol weder induziert noch deprimiert werden. Eine totale Hemmung der Xanthinoxydase durch Allopurinol wurde beim Menschen nicht durchgeführt [111].

Diese Eigenschaft – Hemmung der Xanthinoxydase – führte dazu, Allopurinol als therapeutisches Mittel zur Reduzierung der Harnsäureproduktion einzuführen [39, 82, 111].

b) Hemmungswirkung auf die de-novo-Purinsynthese

Mehrere Autoren [84, 240, 265] wiesen auf die Diskrepanz der Gesamtpurinexkretion (Harnsäure + Oxypurine) vor und während der Allopurinol-Behandlung hin. Sie vermuteten deshalb, daß es durch Allopurinol neben der hemmenden Wirkung auf die Xanthinoxidase gleichzeitig zu einer Hemmung der de-novo-Purinsynthese kommen müßte. In Übereinstimmung damit steht die alte Beobachtung von Emmerson [46], daß die Verminderung der Gesamtpurinausscheidung unter Allopurinol mit einem verminderten Einbau von markiertem Glycin in die Urinharnsäure verbunden ist. Zur Erklärung der Hemmung der Purinsynthese de novo durch Allopurinol ist von mehreren Mechanismen auszugehen.

aa) Die Feedback-Hemmung auf die PRPP-Amidotransferase durch natürliche Ribonukleotide. Durch eine vermehrte Umwandlung des bei Hemmung der Xanthinoxidase akkumulierten Hypoxanthins zu IMP im Reutilisationsstoffwechsel und der darauffolgenden Metabolisierung im Interkonversionsstoffwechsel von IMP zu AMP und GMP kommt es zur allosterischen Hemmwirkung auf die de-novo-Purinsynthese im Bereich des ersten, geschwindigkeitsbestimmenden Schritts der PRPP-Amidotransferase-Reaktion [39, 84, 102].

bb) Pseudo-Feedback-Hemmung durch Allopurinol- und Oxypurinolribonukleotide. Nach der Umwandlung von Allopurinol zu Allopurinol-1-N-Ribonukleotid, bzw. Oxypurinol-7-N-Ribonukleotid kommt es direkt durch diese Ribonukleotide zur Hemmwirkung auf die PRPP-Amidotransferase im Sinne einer Feedback-Hemmung durch allosterische Mechanismen (Pseudo-Feedback-Hemmung) [39, 84, 102, 111].

cc) Substratverarmung von PRPP für die de-novo-Purinsynthese. Durch einen vermehrten Verbrauch von PRPP bei der Bildung von Allopurinol- bzw. Oxypurinolribonukleotiden und/oder der erhöhten Reutilisation des akkumulierten Hypoxanthins und Xanthins zu IMP kommt es zu einem intrazellulären PRPP-Defizit. Da die PRPP-Konzentration entscheidend für die Geschwindigkeit des ersten Schrittes der de-novo-Purinsynthese ist, kann die Purinsynthese durch Substratmangel von PRPP vermindert werden [39, 63, 84, 102].

Auf eine alternative Hypothese zur Erklärung des Purindefizits nach Gabe von Allopurinol wird von Zöllner und Gröbner [84, 265] hingewiesen. Aufgrund ihrer Untersuchungen beeinflußt Allopurinol die endogene und exogene Harnsäurebildung unterschiedlich. Eine Erklärung hierfür wäre eine durch Allopurinol herbeigeführte verminderte Absorption bzw. erhöhte Exkretion von exogenen Purinen in das Intestinallumen [84, 240, 265].

Auch wenn nicht alle experimentellen Daten eindeutig belegen können, daß die Ursache für die in-vivo-Hemmwirkung von Allopurinol auf die de-novo-Purinbiosynthese durch einen primären PRPP-Abfall mit nachfolgender Substratverarmung zu erklären ist, spricht doch die Mehrzahl der Beobachtungen zumindest für eine Beteiligung dieses Mechanismus.

Einfluß von Allopurinol auf die Pyrimidinsynthese

Im Jahre 1970 wurde erstmals über eine Beeinflussung der Pyrimidinsynthese durch Allopurinol gesprochen [5, 29, 115].

Für die Hemmung der Purinsynthese durch Allopurinol kommen zwei Wirkungsmechanismen in Betracht: entweder direkt eine Feedback-Hemmung durch die ersten Schritte einer Pyrimidinsynthese oder eine verminderte PRPP-Synthese durch vermehrten Verbrauch von PRPP bei den Reaktionen mit Allopurinol [111]. Die Hemmwirkung auf die Pyrimidin-Synthese scheint in erster Linie auf eine Hemmung der Orotidin-5-Mono-phosphat-Decarboxylase (OMP-Decarboxylase) durch Allopurinol-7-N-Ribonukleotide [5] zurückzuführen sein. In Lymphoblasten von Menschen ist die Aktivität durch Allopurinolbehandlung sowohl der Orotatphosphoribosyltransferase (O-PRTase) als auch der OMP-Decarboxylase deutlich erhöht [5].

Nach den Untersuchungen von Kelley und Beardmore [115] sowie Becker et al. [5] hemmen sowohl Allopurinol-1-N-Ribonukleotid und Xanthin-Ribonukleotid als auch Oxypurinol-7-N-Ribonukleotid die OMP-Decarboxylase-Reaktion und dadurch die de-novo-Pyrimidin-Synthese. Das erklärt auch, warum Allopurinol bei HGPRT-Mangel (hier ist keine Bildung von Allopurinol-1-N-Ribonukleotid möglich) zu einer Orotsäureausscheidung führen kann [5, 115, 264]. Die durch Allopurinol erzeugte Orotazidurie kann durch orale Gabe von Ribonukleinsäure, Nukleoside sowie Hypoxanthin aufgehoben werden [3, 187, 240, 267].

Klinik

Zahlreiche Untersuchungen unterstreichen die Wirksamkeit von Allopurinol in der Behandlung der Hyperurikämie und Harnsäure-Nephrolithiasis [14, 17, 104, 106, 121, 173, 185, 198, 211, 234, 244].

Die partielle Hemmung der Xanthinoxydase durch Allopurinol führt innerhalb von 24 Stunden zu einem Abfall der Serumharnsäure und der renalen Harnsäureausscheidung bei gleichzeitigem Anstieg der Ausscheidung von Hypoxanthin und Xanthin im Urin [81, 145, 211].

Die Therapie wird eingeleitet mit einer Tablette Allopurinol 300 [15, 45, 55, 152, 185, 190, 198]. Das Therapieziel sind Serumharnsäure-Werte um 5,0 mg/dl. Bei den meisten Patienten können mit einer Dosis von 200 bis 300 mg/die normale Serumharnsäure-Werte erreicht werden, bei schwerer Gicht mit ausgeprägten Tophi werden 400 bis 600 mg und selten 700 bis 1000 mg/die benötigt [45, 81, 173, 227].

Allopurinol mit verzögerter Resorption (Allopurinol retard) ist hinsichtlich der Senkung des Serumharnsäure-Spiegels weniger stark [83, 107, 175, 221]. Nach Beendigung der Allopurinol-Therapie steigen die Serumharnsäure-Werte innerhalb einer Woche unabhängig von der Dauer der Therapie wieder zu den Werten am Beginn der Therapie [43, 90, 133]. Unter konsequenter Therapie mit Allopurinol bleiben nach wenigen Monaten die Gichtanfälle aus, Weichteiltophi verschwinden, Knochentophi können sich unter Wiederherstellung des Gelenkes ebenfalls zurückbilden, meist beobachtet man jedoch eine Defektheilung. Die Bildung von Harnsäuresteinen wird verhindert, Harnsäuresteine können sich auflösen [18, 21, 45, 60, 69, 121, 233], auch die Bildung von kalziumhaltigen Steinen wird günstig beeinflußt [60, 66, 182, 183, 214].

Nach einem bisher unbekannten Mechanismus senkt Allopurinol die renale Kalziumausscheidung direkt, ohne zu einer Erhöhung des Serum-Kalziums zu führen [65]. Ob das Allopurinol hierbei direkt auf den renalen Kalziumstoffwechsel einwirkt, ist bisher ungeklärt [60, 65, 214]. Über eine Reduzierung der Harnsäureausscheidung infolge der Xanthinoxydasehemmung wird die Kristallisationsneigung im Urin herabgesetzt, da es zu einem Antiaussalzeffekt kommt. Dieses Prinzip mit indirekter Wirkung kommt ebenso in der Prophylaxe der Oxalatsteine mit Hyperurikämie und Hyperuricosurie zur Geltung [60, 65]. Bei 10 bis 20% der Oxalatsteine ist mit feineren analytischen Verfahren [zit. nach 65] auch Harnsäure zu finden. Dieser Anteil kann durch Allopurinol reduziert werden und auf diesem Wege zur Prophylaxe von Oxalatsteinen beitragen. Doppelblindstudien konnten eine Reduzierung der Rezidivrate unter Allopurinol-Therapie gegenüber Placebo nachweisen [214].

Die Progredienz der Gichtniere wird durch Allopurinol-Therapie verhindert. Der Vorteil des Allopurinols gegenüber den Uricosurica liegt in der Hemmung der Harnsäurebildung und der dadurch bedingten Verminderung der renalen Harnsäureausscheidung [76, 95]. In bestimmten Situationen (Tabelle 4) besteht allerdings eine unbedingte Indikation für Allopurinol-Behandlung.

Nebenwirkungen

Nebenwirkungen unter Allopurinol sind selten. Zu Beginn einer Allopurinol-Therapie können vermehrte Gichtanfälle auftreten, weshalb während der ersten Therapiemonate eine Colchicinprophylaxe empfohlen wird [81, 111].

Tabelle 4. Unbedingte Indikation zur Allopurinoltherapie (aus Gröbner, W.: Pharmakologische Hemmung der Harnsäurebildung. Hyperurikämie und Gicht, Band 5, herausgeben von Zöllner N., Springer-Verlag, Berlin–Heidelberg–New York, 1982)

a) Gichtniere
b) Familiäre Hyperurikämie auf der Basis von Enzymdefekten des Purinstoffwechsels
c) Harnsäure-Nephrolithiasis
d) Lesch-Nyhan-Syndrom
e) Verschiedene sekundäre Hyperurikämien
f) Allergie gegenüber Uricosurica
g) Unverträglichkeit von Uricosurica
h) Nichtansprechen auf Uricosurica

Xanthinsteine und Xanthinnephropathie wurde bei Patienten mit verminderter Aktivität von HGPR-Transferase [74] sowie einem Patienten mit Lymphosarkom (unter zytostatischer Therapie) [81] beobachtet.

Im Muskelgewebe wurden Ablagerungen von Allopurinol-, Xanthin- und Hypoxanthinkristallen gefunden, die jedoch ohne klinische Bedeutung sein dürften [81, 129].

Selten treten während einer Allopurinol-Therapie gastrointestinale Störungen und allergische Reaktionen auf [4, 132, 142]. Toxische epidermale Nekrosen [26], Knochenmarksdepressionen [119, 242], Granulomatose, Hepatitis [28, 184], Cholangitis [126, 225], Vasculitis [241] sind in einzelnen Fällen beobachtet worden. Exfoliative Dermatitis, generalisierte Überempfindlichkeitsreaktion mit Vasculitis und verschiedenen Organmanifestationen (Nieren), Fieber und Eosinophilie wurden von Chan et al. [26] beschrieben.

1.6.2.4 Kombinierte Anwendung
verschiedener harnsäuresenkender Arzneimittel

Die harnsäuresenkende Wirkung von Uricosurica und Allopurinol beruht auf zwei völlig verschiedenen Mechanismen. Es wurde deshalb schon bald nach Einführung des Allopurinols versucht, die beiden Arzneimittel kombiniert anzuwenden. Dabei ließt sich die harnsäuresenkende Wirkung durch die Zugabe des jeweils anders wirkenden Medikaments deutlich verbessern, der Abbau von Tophi ging unter der kombinierten Behandlung rascher vonstatten [zit. nach 137]. Weitere Untersuchungen ergaben jedoch, daß Allopurinol und Uricosurica Interaktionen zeigen. Elion [38] wies nach, daß Uricosurica die renale Clearance von Oxypurinol, dem wichtigsten Metaboliten des Allopurinols, erhöhen und somit das Ausmaß der Xanthinoxydasehemmung vermindern. Wird Allopurinol gemeinsam mit Probenecid verabreicht, wird die Halbwertzeit von Probenecid verlängert [255].

Eine Kombination von 20 mg Benzbromaron und 100 mg Allopurinol erwies sich in klinischen Versuchen bei der Senkung der Serumharnsäure-Konzentration einer Einzeldosis von 300 mg Allopurinol als gleichwertig [171]. Die renale Harnsäureausscheidung war im Vergleich zu den Kontrollwerten nur geringfügig vermindert. Eine fixe Kombination von Allopurinol und Benzbromaron in der obengenannten Relation wurde unter der Vorstellung, daß sich mit niedriger Dosierung zweier Einzelsubstanzen das therapeutische Risiko im Vergleich zur hochdosierten Monosubstanz vermindern ließ, in die Therapie eingeführt.

1.7 Prognose der Hyperurikämie und Gicht

Mit den heute verfügbaren potenten Pharmaka zur Behandlung des Gichtanfalls und der chronischen tophösen Gicht hat die Krankheit ihren Schrecken weitgehend verloren. Die Entwicklung exzessiver tophöser Gelenkdeformitäten bis zur Verkrüppelung des Patienten wird zwar heute immer noch gelegentlich beobachtet, ist aber meist ein Zeichen unentschuldbaren Versagens. Nur ein völlig vernachlässigter Patient hat solche Folgen zu tragen, wie sie früher regelmäßig auftraten.

Die Hyperurikämie selbst kommt als Todesursache nicht in Frage, lediglich ihre Folgen, besonders am Herz-Kreislauf-System sowie an den Nieren sind für die Verminderung der Lebenserwartung bedeutsam. Da die Hyperurikämie sehr häufig mit Adipositas, Hypertonie, Hyperlipoproteinämie und Diabetes mellitus vergesellschaftet ist, ist der Einfluß dieser einzelnen Faktoren für die Entwicklung kardiovaskulärer Krankheiten schwer voneinander zu trennen [72].

In der Vergangenheit waren Gichtiker durch wiederholte Gichtanfälle zu häufigen und langen Perioden der Inaktivität verurteilt, sie wurden Opfer der chronischen destruktiven Arthritis mit z. T. grotesken tophösen Verunstaltungen, waren betroffen von der rezidivierenden Nephrolithiasis und Obstruktion der Harnwege mit Infektion sowie von der Gichtnephropathie mit Niereninsuffizienz als letztlich tödlichem Prozeß. Die unbehandelte Gicht stellt eine progressive Krankheit mit erheblicher Beeinträchtigung der Lebensqualität und Verkürzung der Lebenserwartung dar [72].

Da nun sehr effektive und nebenwirkungsarme Medikamente in Form von Uricosurica und Allopurinol zur Verfügung stehen, ist der natürliche

Verlauf der chronischen Gicht nur selten zu beobachten. So bestehen nach wie vor Unklarheiten über das Ausmaß der Lebenszeitverkürzung sowie über die Faktoren, die diese Verkürzung tatsächlich bewirken [72].

1.8 Fragestellung

Langjährige Erfahrungen und ausgedehnte Studien lassen an der Nützlichkeit und Wirksamkeit von Allopurinol bei der Behandlung der primären und sekundären Arthritis urica und Hyperurikämie keine Zweifel [14, 17, 104, 106, 121, 173, 185, 198, 211, 234, 244]. Während der Verabreichung von Allopurinol 300 an Normalpersonen und die meisten Gichtiker führt die partielle Hemmung der Xanthinoxydase zu einer Senkung der Serumharnsäure und der renalen Harnsäureausscheidung. Diese Wirkung tritt bereits innerhalb von 24 bis 48 Stunden ein, sie erreicht ihr Maximum zwischen 4 Tagen und 2 Wochen [111].

In den ersten Jahren des klinischen Einsatzes wurde Allopurinol bevorzugt in Form dreier Einzeldosen von 100 mg über den Tag verteilt zu den Hauptmahlzeiten eingenommen. Nach Kenntnis der langen Halbwertzeit des wirksamen Metaboliten ist es möglich, die gleiche Wirkung mit einer einmaligen Gabe zu erzielen [39, 48]. Aus diesem Grund schien auch eine Retardierung von Allopurinol nicht erforderlich, zumal ja nachgewiesen war, daß zwischen der dreimaligen und der einmaligen Gabe kein Unterschied im pharmakodynamischen Effekt erzielt werden konnte. Mehrere Untersuchungen [82, 107, 239] zeigen bei einem Vergleich der Plasmaoxypurinolspiegel nach Gabe des Allopurinol-Präparates in üblicher galenischer Zubereitung und nach Gabe des Retard-Präparates, daß unter Verabreichung der Retard-Präparation die Oxypurinolspiegel signifikant niedriger liegen. Dies ist wahrscheinlich darauf zurückzuführen, daß Allopurinol aus dem Retard-Präparat nicht quantitativ freigesetzt wird. Dennoch wurde gerade in der letzten Zeit die Meinung vertreten [55], daß eine solche Retard-Galenik wünschenswert sei.

Unsere klinische Beobachtung, daß der Austausch verschiedener Allopurinol-Präparate mit üblicher bzw. verzögerter galenischer Zubereitung, die eine Anzahl von Patienten in das Heilverfahren mitbrachten, mit dem von der Apotheke bereit gehaltenen Allopurinol-Präparat zu einer deutlichen Änderung der Harnsäure-Spiegel (um bis zu 1,0–1,5 mg/dl) führte, warf die Frage auf, inwieweit die verschiedenen Handelspräparate gleicher Dosierung überhaupt in ihrer Wirkung klinisch äquivalent oder besser äquipotent sind. Zahlreiche Einzelbeobachtungen legten nämlich eine unterschiedliche Wirkungsstärke auf den Serum-Harnsäurespiegel nahe.

Diese Unsicherheit veranlaßte uns, die Wirksamkeit von einigen handelsüblichen Präparaten, teils in retard-Form, teils ohne Verzögerungszusatz, bei gleicher Dosierung an Hand der erzielten Senkung der Harnsäure-Konzentration zu untersuchen.

Da seit langem bekannt war, daß erhebliche Unterschiede in der Tabletten-Zerfallszeit und dem Freisetzungsverhalten [107, 175, 221] einerseits sowie in den Oxypurinolspiegeln und den Daten über die sog. Bioverfügbarkeit andererseits [38, 83, 104, 239] vorhanden sind, wurde auf die erneute Untersuchung der pharmakologischen und pharmakokinetischen Daten des Allopurinols verzichtet. Wir beschränkten uns vielmehr auf die Prüfung der Harnsäure-Konzentrationen im Serum unter der Gabe verschiedener Allopurinol-Zubereitungen in gleicher Dosis bei ein und demselben Patienten.

2 Material und Methode

2.1 Untersuchungsanordnung

Bei der vorliegenden Arbeit wurde an stationären Patienten die klinische Wirksamkeit von Allopurinol 300 mg von verschiedenen pharmazeutischen Handelspräparaten geprüft. Dabei wurden nicht pharmakologische Parameter (Tabletten-Zerfallszeit, Freisetzungsverhalten, Bioverfügbarkeit usw.) gemessen, sondern der gewünschte Effekt, nämlich die Senkung des Harnsäurespiegels, geprüft.

Die Zuteilung zu den Behandlungsgruppen war rein zufällig. Nach Meldung erhöhter Harnsäurewerte an den Versuchsleiter erfolgte die Zuteilung an die einzelnen Behandlungsgruppen nach festem Rotationsprinzip rundum, später wurden die Gruppen entsprechend der drop-outs aufgefüllt. Da eine ordnungsgemäße Mitarbeit des Patienten (vor allem Gewichtsreduktion, Alkoholkarenz und regelmäßige Medikamenteneinnahme) erst im Verlauf der Prüfung festgestellt werden konnte, ließ sich eine große Anzahl von Ausfällen nicht vermeiden, die wegen der erforderlichen Gruppengröße aufgefüllt werden mußten. Von den 402 insgesamt in die Studie aufgenommenen Probanden konnten 294 ausgewertet werden, die Ausfallsrate betrug 26,9% (Tabelle 5).

Die Untersuchung wurde als doppelte Cross-over-Studie durchgeführt.

Als Standard- bzw. Vergleichspräparat diente Zyloric 300. Mit diesem Präparat wurden die anderen pharmazeutischen Herstellungen verglichen.

Bei den Probanden wurde vor Beginn der Prüfung eine ärztliche Untersuchung (Familien- und Eigenanamnese, jetzige Beschwerden, Ernährungsanamnese und körperliche Untersuchung) sowie ein Labor-Screening mit BSG, Erythrozytenzahl, Hämoglobin, HbE, Hämatokrit, MCV, Leukozytenzahl und Differentialblutbild, Harnstoff, Kreatinin, GOT, GPT, γ-GT, alk. Phosphatase, Gesamt-Bilirubin, Cholesterin, Triglyzeride, Glukose (nüchtern und postprandial), Urinstatus (chemisch und Sediment) durchgeführt. Die Bestimmung der Harnsäureplasmaspiegel wurde zweimal durchgeführt (1. und 2. Aufnahmetag), der Durchschnitt der zwei Bestimmungen berechnet. Bei Probanden mit einem Kreatinin im Serum über 1,1 mg/dl wurde eine Kreatinin-Clearance vorgenommen, um Patienten mit einer Niereninsuffizienz auszuschließen. Alkoholeinnahme wurde untersagt und durch regelmäßige Bestimmungen von Triglyzeriden und Enzymen während der gesamten Studie kontrolliert.

Alle Versuchspersonen erhielten am 1. Aufnahmetag eine Standard-Vollkost von ca. 2800 Kalorien und während der gesamten Dauer der Studie eine Reduktionskost von 1000 Kalorien, die sich aus 26% Eiweiß, 39% Fett und 35% Kohlehydraten zusammensetzte.

Tabelle 5. Vorkommen von Ausfällen in absoluten und prozentualen Zahlen im Gesamt-kollektiv und aufgeteilt in sämtliche Behandlungsgruppen

Behandlungs- und Kontrollgruppen		Aufge-nommene Patienten	Ausge-fallene Patienten abs.	Ausge-fallene Patienten rel. %	Ausge-wertete Patienten
1. Auslaßversuch (ohne Vorbehandlung)		21	7	33,3	14
2. Auslaßversuch (mit Vorbehandlung)		4	0	0,0	4
3. Diätetische Behandlung		27	9	33,3	18
4. Zyloric 300 (ohne Vorbehandlung)		25	9	36,0	16
5. Zyloric 300 (mit Vorbehandlung)		23	7	30,4	16
6. Präparat I (ret.)	Gruppe 1	19	5	26,3	14
7. Präparat I	Gruppe 2	18	5	27,8	13
8. Präparat I	Gruppe 3	23	8	34,8	15
9. Präparat II	Gruppe 1	23	7	30,4	16
10. Präparat II	Gruppe 2	20	5	25,0	15
11. Präparat II	Gruppe 3	19	5	26,3	14
12. Präparat III	Gruppe 1	26	12	46,2	14
13. Präparat III	Gruppe 2	19	5	26,3	14
14. Präparat III	Gruppe 3	17	2	11,8	15
15. Präparat IV	Gruppe 1	18	6	33,3	12
16. Präparat IV	Gruppe 2	13	3	23,1	10
17. Präparat IV	Gruppe 3	9	1	11,1	8
18. Präparat V	Gruppe 1	13	3	23,1	10
19. Präparat V	Gruppe 3	10	1	10,0	9
20. Präparat VI (ret.)	Gruppe 1	9	1	11,1	8
21. Präparat VI	Gruppe 3	14	4	26,6	10
22. Präparat VII	Gruppe 1	10	0	0,0	10
23. Präparat VII	Gruppe 3	13	3	23,1	10
24. Präparat VIII	Gruppe 1	9	0	0,0	9
Summe		402	108	26,9	294

Handelsname und Hersteller der Allopurinol-Präparate:

Präparat I	(retard)	= Allopurinol retard Woelm 300 mg (Woelm-Pharma)
Präparat II		= Allopurinol Ratiopharm 300 (Ratiopharm GmbH)
Präparat III		= Allopurinol-Efeka 300 (Efeka)
Präparat IV		= Foligan 300 (Henning, Berlin, GmbH)
Präparat V		= Cellidrin 300 (Henning, KG, Flörsheim)
Präparat VI	(retard)	= Allopurinol retard Siegfried (Siegfried GmbH) 300 mg
Präparat VII		= Allopurinol 300 mg (Tempelhof)
Präparat VIII		= Allopurinol 300 mg (Dorsch und Co. KG)

Die geprüften Fertig-Arzneimittel wurden in Tabelle 5 angegeben (Fuß-note).

Auslaßversuch

Die Auslaßversuchsgruppe ohne Vorbehandlung mit Allopurinol bildete sich aus Probanden, die nach dem 2. Aufnahmetag 14 Tage lang jeweils 300 mg Allopurinol (Zyloric 300) erhielten. Die Einnahme des Zyloric 300 erfolgte morgens um 8.00 Uhr. Vor Beginn der Versuchsperiode (1. und 2. Aufnahmetag) erfolgte nüchtern Blutabnahme und Bestimmung des Harnsäure-Plasmaspiegels. Außerdem wurde die Serumharnsäure zweimal wöchentlich und am 14. Tag der Allopurinol-Behandlung vor der morgend-lichen Verabreichung der Allopurinol-Dosis von 300 mg jeweils nüchtern bestimmt. Die Auslaßphase betrug 10 Tage. In der Auslaßphase wurde jeden 2. Tag sowie am 7. und 10. Tag morgens nüchtern Blutproben abge-nommen und der Harnsäureplasmaspiegel bestimmt.

Die Probanden der Auslaßversuchsgruppe mit uricostatischer Vorbe-handlung nahmen ab dem 1. Aufnahmetag morgens um 8.00 Uhr Allopuri-nol 300 mg (Zyloric 300) 15 Tage lang. Die übrige Versuchsanordnung war, wie bei der Auslaßversuchsgruppe ohne uricostatische Vorbehandlung be-schrieben.

Rein diätetische Behandlung

Die Gruppe der diätetischen Behandlung bildeten diejenigen Patienten, die nur mit einer Reduktionskost von 1000 Kalorien behandelt wurden, ohne uricostatische bzw. uricosurische Therapie. Sie erhielten, wie alle Versuchs-personen, nur die oben beschriebene Reduktionskost von 1000 Kalorien. Die Harnsäure-Bestimmung erfolgte zu Mitte und Ende jeder der 4 Behandlungswochen. Die Zeitabstände der Blutentnahmen entsprachen somit exakt denen, die bei Allopurinol-Behandlung angewandt wurden.

Standard-Präparat

Die Zyloric-300-Gruppe bestand aus nicht vorbehandelten Probanden, die 28 Tage lang nur Zyloric 300 einmalig pro Tag, morgens, erhielten. Nach den 2 Harnsäurebestimmungen am 1. und 2. Aufnahmetag wurden weitere Harnsäurebestimmungen 2× wöchentlich bis Ende der Versuchsphase durchgeführt, wie in der Gruppe der diätetischen Behandlung beschrieben. Die gleiche Versuchsanordnung und Harnsäure-Bestimmung erfolgte in der Zyloric-300-Gruppe mit uricostatischer Vorbehandlung, mit der Aus-nahme, daß die Probanden schon ab dem 1. Aufnahmetag die uricostatische Behandlung als einmalige Dosis von Zyloric 300 erhielten.

Vergleichsgruppen

Die Auswahl der geprüften Präparate erfolgte rein zufällig ohne bestimmte Kriterien.

Die Untersuchung umfaßte jeweils vier Perioden von je 7 Tagen mit einer Gesamtdauer von 28 Tagen. In die erste und zweite Vergleichsgruppe für ein Handelspräparat wurden Versuchspersonen ohne uricostatische bzw. uricosurische Vorbehandlung aufgenommen, in die dritte Gruppe Patienten mit uricostatischer Vorbehandlung. Jedes Präparat wurde (bis auf wenige Ausnahmen) in den 3 verschiedenen Gruppen geprüft, die je eine unterschiedliche Versuchsanordnung hatten.

Die Probanden der ersten Gruppe nahmen nach den 2 Aufnahmetagen in der 1. und 3. Versuchsperiode Zyloric 300 und in der 2. und 4. Versuchsperiode eine Dosis von 300 mg/die Allopurinol (Präparat I, II, III, IV, V, VI, VII, VIII) wobei die Einmaldosis hier auch morgens um 8.00 Uhr gegeben wurde. Die Bestimmung der Harnsäurespiegel erfolgte zweimal, ca. am 4. Tag und am Ende jeder Versuchsperiode von 7 Behandlungstagen.

Die Probanden der 2. Gruppe erhielten nach dem 2. Aufnahmetag eine Dosis von 300 mg/die Allopurinol des Präparates I (ret.) bzw. II, III oder IV in der 1. und 3. Versuchsperiode. In der 2. und 4. Versuchsperiode nahmen die Versuchspersonen Zyloric 300 1× täglich wie oben beschrieben. In dieser Gruppe wurden 3 Präparate mit einer der üblichen Zubereitungen (II, III, IV) und 1 Präparat mit einer verzögerten Resorption (I, retard) untersucht.

Die in die 3. Gruppe aufgenommenen Patienten waren uricostatisch vorbehandelt. Sie erhielten ab dem 1. Aufnahmetag Zyloric 300 einmalig täglich. Die Versuchsanordnung war die gleiche wie in der 1. Gruppe (1. und 3. Versuchsperiode Zyloric 300, 2. und 4. Versuchsperiode Präparat I (ret.) bzw. II, III, IV, V, VI (ret.), VII.

Die Harnsäure-Bestimmung in der zweiten und dritten Gruppe erfolgte nach dem gleichen Schema wie bei der ersten Gruppe beschrieben.

Eine Übersicht über alle geprüften Präparate, alle Behandlungs- und Kontrollgruppen gibt Tabelle 5.

2.2 Patientengut

Für die vorliegende Arbeit wurden in einem Zeitraum von 1979 bis 1981 294 übergewichtige Männer der Ernst-Ludwig-Klinik in Breuberg-Sandbach untersucht.

50

Unsere Patienten wurden von der LVA Hessen eingewiesen. Sie waren also durchwegs „gewerbliche Arbeitnehmer", vereinzelt auch selbständige Handwerker.

Die zur Einweisung zu einem Heilverfahren führenden Diagnosen umfaßten fast das gesamte Spektrum der inneren Medizin, vornehmlich jedoch Störungen des Stoffwechsels, Herz-Kreislauf-Leiden und Erkrankungen des Stütz- und Bewegungsapparates.

Bei nahezu allen Patienten war eines der Hauptziele der Rehabilitationsmaßnahmen die Verringerung des Körpergewichtes; daneben wurden selbstverständlich die spezifischen Therapien für den Diabetes mellitus, die Hypertonie, die koronare Herzkrankheit etc. durchgeführt.

2.2.1 Aufnahmekriterien

a) Aufnahmebedingungen

In die Studie wurden aufgenommen: alle hyperurikämischen Patienten ohne manifeste Gicht, nur Männer, die ein Übergewicht mit einem Brocaindex von über 110% aufwiesen und eine Reduktionskost von 1000 Kalorien (Eiweiß 26%, Fett 39%, Kohlehydrate 35%) erhielten.

Bei der Diagnose einer klinischen manifesten Gicht wurde auf Arztberichte, frühere Klinik- oder Sanatoriums-Aufenthalte bzw. die Anamnese zurückgegriffen, wenn bei uns kein Gichtanfall beobachtet oder ein Tophus gefunden werden konnte.

Die Harnsäureerhöhung mußte bei den nicht vorbehandelten Patienten im Durchschnitt von 2 Bestimmungen am 1. und 2. Tag nach der Aufnahme mindestens 8,0 mg/dl betragen. Für die uricostatisch vorbehandelten Patienten bestand keine solche Voraussetzung. Patienten dieser Gruppe mußten aber regelmäßig die Tabletten eingenommen haben, um in die Studie aufgenommen zu werden.

b) Ausschlußkriterien

Ausgenommen wurden Frauen, Patienten mit unvollständigen Daten (zweimalige Harnsäurebestimmung in jeder der 4 Wochen, zweifache Harnsäurebestimmung vor der Aufnahme in die Studie, mindestens zweimalige Gewichtsangabe in jeder der 4 Wochen, Daten über 4 Wochen). Ausgeschlossen wurden auch nicht vorbehandelte Patienten mit einer Harnsäureerhöhung von durchschnittlich unter 8,0 mg/dl bei der Aufnahme, mit einer Allopurinol-Therapie während des Heilverfahrens, bei der die Allopurinol-Dosis nicht durchgehend 300 mg betrug, Patienten mit Nulldiät bzw. einer Reduktionskost, die nicht 1000 Kalorien betrug, Patienten mit

Vollkost und die Patienten, die die Reduktionskost nicht eingehalten haben (vom Pat. zugegeben, Gewichtsverlauf erratisch, Triglyzerid-Kontrolle erhöht).

Um den Rahmen der sekundären Hyperurikämie allein auf das Übergewicht zu beschränken, mußten Patienten mit folgenden Krankheiten ausgeschlossen werden:

a) Patienten mit eingeschränkter Nierenfunktion (Kreatininwert bei der Aufnahme $\geq$ 1,2 mg/dl, Harnstoffkonzentrationserhöhung, evtl. Kreatinin-Clearance).

b) Patienten mit einer primären gichtigen Hyperurikämie sowie Patienten mit Auftritt des ersten Gichtanfalles während der stationären Behandlung.

c) Ebenfalls ausgeschlossen wurden Patienten mit hyperurikämisierenden Medikamenten. Zu dieser Gruppe gehören Zytostatika, Salicylate bis 3 g/die, Fruktose-Infusionen. Ein strikter Ausschluß aller Patienten mit Diuretica/Saluretica der Thiazid-Gruppe erfolgte nicht. Eine antihypertensive medikamentöse Therapie war unter der Natrium-Restriktion einer Reduktionskost von 1000 Kalorien ohnehin nur in Ausnahmefällen notwendig. Angesichts des Alters der Patienten (vorwiegend 35–50 Jahre) waren Betablocker, nicht Diuretika, die Therapie der Wahl.

d) Selbstverständlich ausgeschlossen wurden Patienten mit einer zusätzlichen Behandlung während des Heilverfahrens mit hypourikämisierenden Medikamenten neben der Allopurinol-300-Therapie. Zu den harnsäuresenkenden Präparaten gehören Phenylbutazon, Oxyphenbutazon (in höheren Dosen), Azupropazon, Salicylate zwischen 3–5 g/die, Uricosurica, Corticosteroide und Dicumarinderivate.

e) Bei einer Vielzahl unserer Patienten war der gewohnheitsmäßige Alkoholverbrauch relativ hoch. Alkoholabhängige Patienten wurden schon vor der Aufnahme ausgeschlossen. Ebenfalls ausgeschlossen wurden Patienten mit offenkundigem Alkoholgenuß während der stationären Behandlung (vom Pat. zugegeben, Wiederanstieg von Triglyzeridspiegel, γ-GT).

2.2.2 Übergewicht

Da unsere Patienten in der Regel ein beträchtliches Übergewicht aufwiesen, mußte als Hauptauswahlkriterium zur Patientenauslese das Ausmaß des Übergewichtes nach Broca (Größe in Zentimetern minus 100 = Gewicht in kg – zit. nach Kußmann [125]) dienen. Die Spanne des Übergewichtes lag zwischen + 10,4% und + 123% nach Broca mit einem durchschnittlichen Übergewicht zwischen 30 und 40%.

2.2.3 Meßdaten des Purinstoffwechsels

Die Bestimmung der Harnsäure im Serum erfolgte enzymatisch/kolorime-
trisch nach Kageyama [110] in der Modifikation nach Mertz [159, 160, 172]
mit der „Testkombination Uricaquant" von Boehringer Mannheim GmbH.
Die Uricaquant-Methode wird nach eingehenden Untersuchungen von
Mathies u. Mitarb. [150] durch Pharmaka weder in vitro noch in vivo
gestört, außerdem werden die mit dieser Methode bestimmten Werte nicht
durch Glukose und Lipide, z. B. die bei Adipösen häufig vorkommende
Hyperlipoproteinämie, beeinflußt [172].

Das Testprinzip dieser Harnsäure-Bestimmung beruht auf der Kopplung
der folgenden bekannten Reaktionen: Das bei der Umwandlung der Harnsäure unter Einwirkung von Urikase entstehende Wasserstoffperoxyd wird
unter Einwirkung von Katalase quantitativ dazu benutzt, Methylalkohol in
Formaldehyd zu oxydieren. Der entstandene Formaldehyd wird durch die
Reaktion von Acetylaceton und Ammoniak (Hantzsche Reaktion) in ein
Lutidinderivat umgewandelt, das der Konzentration von Harnsäure quantitativ entspricht und bei 405 nm photometrisch bestimmt werden kann [110,
150, 159, 160, 172, 229].

2.2.4 Serum-Harnsäure-Konzentration und Normalwertbereich der Serumharnsäure-Konzentration

Peters und Van Slyke [zit. nach 135] berechneten 1946 die Löslichkeit des
Mononatriumurats im Plasma bei 37°C mit 6,4 mg/dl. Mit steigender
Natrium-Konzentration und sinkender Temperatur nimmt die Löslichkeit
ab, so daß z. B. in Hautgefäßen bei dieser grenzwertigen Konzentration
bereits eine übersättigte Harnsäurelösung vorliegt. Dasselbe gilt für Extre-
mitäten-Gelenke, in denen Temperaturen von 29 (Sprunggelenk) und 33°C
(Kniegelenk) gemessen wurden [zit. nach 135].

Für viele biologische Bestandteile des Blutes kann ein Normalwertbe-
reich von zwei Standard-Abweichungen oberhalb und unterhalb des Mittelwertes angenommen werden. Dies setzt eine normal verteilte Häufigkeit
der einzelnen gemessenen Werte voraus. Im Falle der Serumharnsäure-
Konzentration erlauben epidemiologische Untersuchungen die Feststellung
des Normalwertbereiches nach dieser Methode nur unter Vorbehalt, da die
durchschnittliche Serumharnsäure-Konzentration einer Bevölkerung mit
den Ernährungsgewohnheiten schwankt. In Süddeutschland ergab sich z. B.
zwischen 1962 (Zöllner 1963) und 1971 (Griebsch und Zöllner 1973) bei
vergleichbaren Kollektiven von Männern ein Anstieg der mittleren Serum-

harnsäure-Konzentration von 4,9 auf 6,0 mg/dl und der + 2 SD-Grenze von 7,5 auf 8,45 mg/dl [135].

Im Gegensatz zur statistischen Methode kann nach physikochemischen Gesichtspunkten mit der Löslichkeitsgrenze von 6,4 mg/dl bei 37°C eine obere Normgrenze exakt angegeben werden. In Übereinstimmung damit steht die klinische Erfahrung, daß Gichtanfälle unterhalb einer Serumharn-säure-Konzentration von 6,5 mg/dl praktisch nicht vorkommen, außer zu Beginn einer die Harnsäure-Konzentration senkenden Therapie, und daß sie zwischen 6,5 und 7,0 mg/dl auch in einem Kollektiv von Gichtpatienten ein seltenes Ereignis sind (Hall et al. 1967, siehe Tabelle 2).

Für den diagnostischen Gebrauch wird eine obere Normgrenze von 7,0 mg/dl für Männer und von 6,0 mg/dl für Frauen im gebärfähigen Alter angegeben, da bei Frauen während der Menopause ein Anstieg der Serum-harnsäure-Konzentration zu erwarten ist [2, 91, 135, 145, 208, 224]. Löffler [135] definiert bei Männern und Frauen die Hyperurikämie als eine Serum-harnsäure-Konzentration von 6,5 mg/dl und mehr. Die untere Grenze des Normalwertbereiches der Serumharnsäure-Konzentration liegt bei 2,0 mg/dl [135].

2.2.5 Statistische Auswertung

Von den Alters-, Brocaindex-, Gewichtsdaten- und Serumharnsäurekon-zentrations-Werten wurde der Mittelwert, der Medianwert, die Standard-abweichung sowie die Standardabweichung des Mittelwertes mittels eines elektronischen Tischcomputers errechnet.

Den statistischen Berechnungen liegen die statistischen Methoden von Hor-bach [105] und Ledermann und Glocke [131] zugrunde.

Es bedeutet:

Σ = Zeichen der Addition

Δ = Zeichen der Subtraktion

$\overline{x}$ = Mittelwert

x = Einzelwert

n = Anzahl der Probanden

Med. = Medianwert

s = Standardabweichung

$\text{SEM}(s_{\overline{x}})$ = Standardabweichung des Mittelwertes

a) Mittelwert

Der Mittelwert wird aus der Formel berechnet:

$$\overline{x} = \frac{\Sigma\ x}{n}$$

b) Medianwert

Da der Mittelwert durch extreme Werte (Ausreißer) sehr stark verzerrt werden kann, ist er nur ein unsicheres Maß für den „Schwerpunkt" der Stichprobe. Diese Unsicherheit besitzt der Medianwert nicht. Der Medianwert wird aus den rangierten Daten errechnet. Er ist der nach der Rangbildung in der Mitte liegende Wert, der also den ½ten Rang bekommt.

c) Standardabweichung

Die Quadratwurzel aus der Varianz ist eines der gebräuchlichsten Streuungsmaße: die Standardabweichung. Sie stellt so etwas wie eine „mittlere" Abweichung der Einzelwerte dar. Je weitere die einzelnen Meßwerte vom Mittelwert entfernt liegt, desto größer wird die Standardabweichung.

Formel:

$$SD\ (s) = \sqrt{Varianz} = \sqrt{\frac{\sum (x_i - \overline{x})^2}{n-1}}$$

d) Standardabweichung des Mittelwertes

Der letzte Streuungsparameter, der sich für unsere Betrachtung eignet, wird als Standardabweichung des Mittelwertes SEM, früher auch als „Standardfehler" bezeichnet. Will man feststellen, ob die Abweichung einer Größe vom Mittelwert erheblich ist, so stellt man den SEM fest.

Formel:

$$SEM\ (s_{\overline{x}}) = \frac{s}{\sqrt{n}}$$

Die Formel sagt aus, daß der mittlere Fehler des Mittelwertes umso kleiner ist, je größer die Zahl der untersuchten Beobachtungen ist. Die festgestellte Abweichung ist dann mathematisch gesichert, wenn sie größer ist als der dreifache mittlere Fehler des Mittelwertes.

3 Ergebnisse

3.1 Beschreibung des Patientenkollektivs

Bei der Auswertung der Daten der Allopurinol-Behandlung mit verschiedenen Handelspräparaten waren die Fragen nach der Verteilung von Alter, Gewicht, Übergewicht nach Broca und Hyperurikämie an der Gesamtzahl sowie in den Behandlungsgruppen zu prüfen.

Neben dem Mittelwert wurde auch der Medianwert sowie die Standardabweichung des Mittelwertes (SEM) ermittelt. Die Streuungsdiagramme lassen (Abb. 6–10) die Verteilung der Meßwerte nach Lage und Streuung sowie besondere Auffälligkeiten, z.B. extreme Werte, erkennen.

Es wurde auch die Frage untersucht, wie groß der absolute und prozentuale Anteil der Hyperurikämiker an dem Gesamtkollektiv ist und wie Ausmaß des Übergewichtes und Alter verteilt sind. Die absolute und prozentuale Verteilung des Broca-Indexes am Gesamtkollektiv mit steigendem Alter ebenfalls wurde bestimmt.

3.1.1 Altersverteilung in den Behandlungsgruppen und im Gesamtkollektiv

Um zunächst eine gute Vergleichbarkeit der Behandlungsgruppen zu belegen, wurde in dieser Arbeit das mittlere Alter in den Behandlungsgruppen und im Gesamtkollektiv bestimmt.

Zu Beginn der Studie lag das Lebensalter der 294 Probanden zwischen 18 und 66 Jahren. Ein Alter zwischen 40 und 66 Jahren hatten 219 Patienten, 16 Probanden waren zwischen 18 und 29 Jahren, 59 Probanden zwischen 30 und 39 Jahre alt (Tabelle 6). Der jüngste Patient war 18 Jahre und der älteste 66 Jahre alt.

Tabelle 6. Altersgliederung im Gesamtkollektiv

18–29 Jahre	16 Probanden
30–39 Jahre	59 Probanden
40–49 Jahre	110 Probanden
50–66 Jahre	109 Probanden
Summe	294 Probanden

Die Tabelle 7 zeigt die Zuordnung der ausgewerteten 294 Patienten in die jeweilige Behandlungsgruppen und das Lebensalter in der jeweiligen Behandlungsgruppe. Das durchschnittliche Lebensalter schwankt in allen Behandlungsgruppen zwischen 39,3 und 50,0 Jahren mit einer Standardabweichung des Mittelwertes (SEM) zwischen ±1,4 und ±4,5 Jahren.

Das Streuungsdiagramm (Abb. 6) zeigt ebenfalls, wie die Tabelle 7, eine gleichmäßige Verteilung der Meßwerte des Lebensalters ohne extreme Ausreißer in einer der Behandlungsgruppen.

Faßt man alle Ergebnisse zusammen, so ergibt sich eine gute Homogenität und Vergleichbarkeit der Altersverteilung in den Behandlungsgruppen und ein Durchschnittsalter der Patienten im Gesamtkollektiv um 45 Jahre.

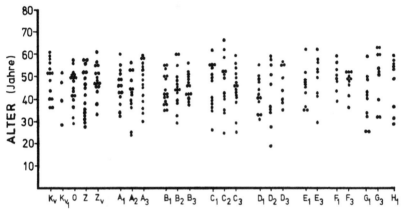

Abb. 6. Streuungsdiagramm des Vorkommens der absoluten Meßwerte des Lebensalters in den jeweiligen Behandlungsgruppen im Gesamtkollektiv

K_v = Auslaßversuchsgruppe ohne uricostat. Vorbehandlung
Kv_1 = Auslaßversuchsgruppe mit uricostat. Vorbehandlung
O = Diätetische Behandlungsgruppe
Z = Zyloric-300-Gruppe ohne uricostat. Vorbehandlung
Z_v = Zyloric-300-Gruppe mit uricostat. Vorbehandlung
A = Behandlungsgruppe mit Präparat I (ret.)
B = Behandlungsgruppe mit Präparat II
C = Behandlungsgruppe mit Präparat III
D = Behandlungsgruppe mit Präparat IV
E = Behandlungsgruppe mit Präparat V
F = Behandlungsgruppe mit Präparat VI (ret.)
G = Behandlungsgruppe mit Präparat VII
H = Behandlungsgruppe mit Präparat VIII

Unterteilung:
1 = nach Behandlungsschema 1
2 = nach Behandlungsschema 2
3 = Gruppe mit uricostatisch vorbehandelten Probanden. Weitere Erklärungen siehe Text

57

Tabelle 7. Verteilung des Lebensalters, des Übergewichtes nach Broca-Index und des Gewichtes am Anfang und Ende der gesamten Versuchsperiode sowie der Gewichtsreduktion während der gesamten Versuchsperiode in jeder Behandlungsgruppe. Angegeben wurden jeweils der Mittelwert ($\overline{X}$), der Medianwert (Med.) und die Standardabweichung des Mittelwertes (SEM)

Behandlungs-schema	Gruppe	Alter			Broca			Gewicht (Anfang)			Gewicht (Ende)			Δ-Gewicht			m
		$\overline{X}$	SEM	Med.	$\overline{X}$	SEM	Med.	$\overline{X}$	SEM	Med.	$\overline{X}$	SEM	Med.	$\overline{X}$	SEM	Med.	
Auslaßversuch	ohne Vorbe-handl.	49,1	2,2	52,0	+36,8	3,9	+33,3	97,3	2,7	97,2	88,3	2,4	87,6	−9,1	0,9	−8,9	14
	mit Vorbe-handl.	41,4	4,5	43,0	+25,1	3,9	+23,6	97,2	2,1	98,4	88,0	1,5	88,9	−9,0	0,5	−8,4	4
Diätetische Behandlung		45,5	1,8	48,5	+34,3	3,2	+35,2	97,5	3,2	96,5	89,7	2,8	89,9	−7,8	0,7	−7,2	8
Zyloric 300	ohne Vorbe-handl.	42,8	2,5	43,5	+33,9	3,0	+30,3	97,1	1,6	95,0	89,0	1,6	87,4	−8,1	0,6	−7,6	16
	mit Vorbe-handl.	48,3	1,7	47,5	+30,7	3,6	+30,8	94,6	3,1	95,2	86,8	2,6	87,9	−7,9	0,7	−6,8	16
Präparat I (ret.)	1	45,6	2,0	46,0	+29,6	3,0	+27,5	89,3	3,0	84,5	83,1	3,0	80,2	−6,2	0,7	−5,8	14
	2	41,9	2,6	43,0	+37,3	4,6	+29,0	107,8	4,4	109,6	100,5	4,0	102,4	−7,3	0,7	−7,6	13
	3	47,3	2,3	48,0	+31,2	2,7	+30,0	96,0	2,6	93,2	88,2	4,8	86,4	−7,9	0,6	−7,6	15
Präparat II	1	44,3	1,8	42,0	+38,5	3,9	+34,8	98,7	2,5	99,2	91,2	5,0	92,1	−6,8	0,5	−7,3	16
	2	45,2	2,2	44,0	+40,0	3,9	+39,4	99,8	3,4	96,0	91,7	3,1	88,7	−8,1	0,6	−7,8	15
	3	45,6	1,4	46,0	+30,6	3,5	+26,9	94,5	3,3	90,0	85,3	3,0	81,3	−8,2	0,5	−8,9	14

Tabelle 7. Fortsetzung

Behandlungs-schema	Gruppe	Alter			Broca			Gewicht (Anfang)			Gewicht (Ende)			Δ-Gewicht			n
		X̄	SEM	Med.	X̄	SEM	Med.	X̄	SEM	Med.	X̄	SEM	Med.	X̄	SEM	Med.	
Präparat III	1	45,9	2,6	48,5	+40,7	5,6	+37,5	103,4	3,8	100,5	95,0	3,3	92,9	-8,4	0,6	-8,3	14
	2	47,5	3,0	50,0	+45,5	7,7	+38,6	105,2	4,4	102,1	96,4	3,9	94,5	-8,8	0,8	-8,5	14
	3	44,7	2,3	46,0	+31,3	2,8	+30,3	94,0	3,4	95,5	86,5	2,9	86,0	-7,6	0,8	-7,0	15
Präparat IV	1	41,8	2,1	41,0	+44,7	7,9	+43,2	108,8	6,1	108,8	99,0	5,4	97,5	-9,8	0,9	-9,9	12
	2	41,7	4,1	41,0	+35,7	2,8	+37,3	100,9	3,2	102,0	91,7	2,7	93,6	-8,9	0,7	-9,1	10
	3	46,6	2,9	46,5	+28,3	1,9	+30,5	92,8	2,0	93,4	86,2	2,5	89,6	-6,7	0,6	-6,3	8
Präparat V	1	44,9	2,5	45,5	+34,3	3,7	+35,5	98,8	3,7	94,3	90,1	3,1	87,2	-8,7	0,8	-9,0	10
	3	49,0	3,2	52,0	+31,1	3,5	+29,0	97,7	4,4	89,9	89,9	3,9	85,5	-7,7	0,6	-7,1	9
Präparat VI (ret.)	1	49,3	2,2	49,0	+31,9	1,7	+26,0	96,6	5,2	93,9	89,0	4,6	88,9	-7,5	0,9	-6,6	8
	3	47,1	1,6	48,0	+30,7	5,2	+27,9	96,3	5,5	90,5	88,7	4,9	84,2	-7,5	0,8	-7,5	10
Präparat VII	1	39,3	3,2	40,5	+35,6	3,0	+33,3	100,8	2,7	103,0	92,0	2,0	92,4	-8,9	0,9	-9,4	10
	3	50,0	3,5	52,5	+33,7	3,6	+31,9	97,8	2,8	96,5	89,1	2,6	89,0	-8,8	0,7	-8,4	10
Präparat VIII	1	46,6	3,7	53,0	+40,0	5,7	+28,6	102,9	4,6	100,7	92,6	4,4	90,0	-9,2	0,8	-9,3	9

3.1.2 Gewichts- und Übergewichtsverteilung in den Behandlungsgruppen

Es wurde von mehreren Autoren eine Korrelation zwischen Körpergewicht und der Höhe des Harnsäurespiegels im Blut beschrieben [2, 50, 51, 91], d.h. mit zunehmendem Übergewicht nimmt die Höhe des Harnsäurespiegels zu. Außerdem nimmt mit steigendem Übergewicht die Inzidenz der Hyperurikämie zu. Als wichtiger Punkt trat bei der Studie die Frage auf, wie die Verteilung der übergewichtigen Patienten nach absoluten Meßwerten und Broca-Index auf die Behandlungsgruppen ausfällt, da bei ungleichmäßiger Verteilung erwiesen wäre, daß die durchgeführte rein zufällige Zuteilung von Patienten auf die Behandlungsgruppen die gewünschte gleichmäßige Verteilung nicht erzielt hätte.

Das Streuungsdiagramm (Abb. 7) stellt die Verteilung des absoluten Gewichtes der Patienten in den Behandlungsgruppen dar. Ein Vergleich der Gewichtszahlen zeigt, daß das Gewicht der Patienten sich etwa gleichmäßig auf alle Gruppen verteilt und somit nur eine geringe Verschiebung der arithmetischen Anteile der jeweiligen Gruppe resultiert. Lediglich erkennt man in der Behandlungsgruppe nach Schema 2 des Präparates I (retard) einen extremen Gewichtswert mit 144,4 kg, in der Behandlungsgruppe nach Schema 2 des Präparates III einen Wert von 144,7 kg und in der Behandlungsgruppe nach Schema 1 des Präparates IV einen solchen von 168,4 kg. Da beim Anfang der Studie eine Stratification by exclusion, d.h. eine qualitative Einschränkung der Gesamtstichprobe der Gewichtsgröße bis auf eine homogene Restgruppe nicht vorgenommen wurde, wurden auch die

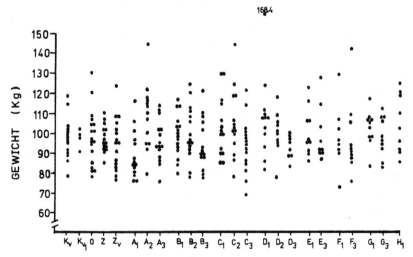

Abb. 7. Verteilung der absoluten Meßwerte des Gewichtes der Probanden in den Behandlungsgruppen beim Gesamtkollektiv. Erklärung des Indices siehe Abb. 6

Probanden mit extremem Übergewicht in der Studie ausgewertet. Bei einer Stratification by exclusion bekommt man durch starke Streuungsreduktion genaue Ergebnisse, aber die Aussagen sind aus diesem Grund nur sehr begrenzt gültig [105].

Die arithmetischen Mittelwerte (Tabelle 7) des absoluten Gewichtes lagen zwischen 89,3 kg und 108,8 kg, der Medianwert zwischen 84,5 und 108,8 kg, die Standardabweichung des Mittelwertes (SEM) zwischen ±1,6 und ±5,5 kg, meist zwischen ±2,0 und ±4,0 kg. Höchster arithmetischer Mittelwert mit 108,8 kg und einer Standardabweichung des Mittelwertes (SEM) ±6,1 kg lag in der Behandlungsgruppe nach Schema 1 des Präparates IV. Auch der Mittelwert der Behandlungsgruppe nach Schema 2 des Präparates III mit 105,2 kg und der der Gruppe nach Schema 2 des Präparates I (ret.) lagen vergleichsweise hoch. Ursache dieses Gewichtssprunges sind die oben genannten extrem übergewichtigen Patienten.

Das niedrigste Durchschnittsgewicht fand sich in der Behandlungsgruppe nach Schema 1 des Präparates I (ret.) mit einem arithmetischem Mittelwert von 89,3 kg und einem Medianwert von 84,5 kg, wobei hier das Verhältnis des Gewichtes der Pat. unter 90 kg zu denen über 90 kg (2 : 1) zu berücksichtigen ist (s. Abb. 7).

Diese scheinbare Inhomogenität war bei Berücksichtigung des Broca-Indexes weit weniger vorhanden. Im Streuungsdiagramm (Abb. 8) des Übergewichtes nach Broca ist hier eine gleichmäßige Verteilung der Probanden und eine gute Vergleichbarkeit der Behandlungsgruppen festzustellen. Auffällig jedoch sind die zwei extremen Werte der Behandlungsgruppe

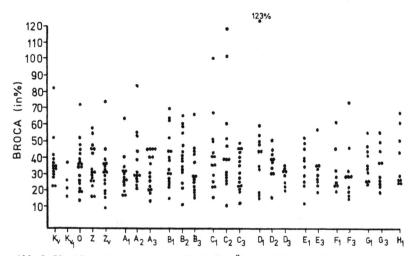

Abb. 8. Verteilung der absoluten Meßdaten des Übergewichts nach Broca-Index in den Behandlungsgruppen beim Gesamtkollektiv. Erklärung des Indices siehe Abb. 6

nach Schema 2 des Präparates III mit +101,5% und +118,4%, ein Wert in der Behandlungsgruppe nach Schema 1 des Präparates III mit +100% und in der Behandlungsgruppe nach Schema 1 des Präparates IV ein solcher mit +123%. In der Behandlungsgruppe nach Schema 1 des Präparates IV handelt es sich um den extrem übergewichtigen Patienten (168,4 kg), in der Gruppe nach Schema 2 des Präparates III ebenfalls um den Patienten mit 144,7 kg und in der Gruppe nach Schema 1 des gleichen Präparates um einen kleinen Patienten mit einem Gewicht von 130 kg. Entsprechende Daten hat auch der zweite Patient der Behandlungsgruppe nach Schema 2 des Präparates III.

Der arithmetische Mittelwert des Übergewichtes schwankt in der jeweiligen Behandlungsgruppe zwischen +28,3% und +40,7%, der Medianwert zwischen +26,0% und +39,4%, die Standardabweichung des Mittelwertes (SEM) zwischen ±1,7 und ±5,7% (s. Tabelle 7).

In der Gruppe nach Schema 2 des Präparates III und in der Gruppe nach Schema 1 des Präparates IV liegt das Übergewicht nach Broca vergleichsweise hoch mit einem Mittelwert +44,5% bzw. +44,7% und einer Standardabweichung des Mittelwertes (SEM) ±7,7 bzw. ±7,9%, wobei man hier die o. g. übergewichtigen Patienten mit berücksichtigen muß.

Der insgesamt niedrigste Mittelwert des Übergewichts mit +25,1% liegt bei den Patienten der Auslaßversuchsgruppe mit uricostatischer Vorbehandlung. Hier ist jedoch zusätzlich die Zahl der Probanden (n = 4 Pat.) zu berücksichtigen.

Ein Vergleich der Streuungsdiagramme und der arithmetischen Parameter des Gewichtes und Übergewichtes zeigt, daß die Probanden aus allen Behandlungsgruppen sich in etwa gleichmäßig verteilen. Die geringen Unterschiede der arithmetischen Werte zwischen den einzelnen Gruppen haben klinisch keine Relevanz.

3.1.3 Verteilung der Serumharnsäure-Konzentration in der Behandlungsgruppe

Die Aufgabe dieser Arbeit ist es, neben der diätetischen Behandlung der Hyperurikämie insbesondere auf die Frage der harnsäuresenkenden Wirkung von Allopurinol-Handelspräparaten einzugehen. Schon in der Frühphase der therapeutischen Anwendung von Allopurinol fiel auf, daß diese harnsäuresenkende Wirkung vom Ausgangswert der Serumharnsäure-Konzentration mitbestimmt wird [4]. Erst kürzlich wurde diese Beobachtung von Mertz et al. [167, 173] wieder bestätigt und daneben erstmals einer mathematischen Analyse unterworfen. Aufgrund dieser Ergebnisse ist die Vergleichbarkeit der Behandlungsgruppen abhängig vom Ausgangsniveau der Serumharnsäure-Konzentration.

Tabelle 8. Absolute Höhe der Serumharnsäure-Konzentration sowie der Serumharnsäure-Senkung innerhalb der gesamten Behandlungsperiode in den Behandlungsgruppen von Patienten *ohne uricostatische Vorbehandlung.* Angabe des Mittelwertes ($\overline{X}$), des Medianwertes (Med.) und der Standardabweichung des Mittelwertes (SEM)

Behandlungs-Schema	Gruppe	HS (Anfang)			HS (Ende)			Δ-HS			
		$\overline{X}$	SEM	Med.	$\overline{X}$	SEM	Med.	$\overline{X}$	SEM	Med.	n
Auslaßversuch	ohne Vorbehandl.	8,7	0,17	8,5	–	–	–	–	–	–	14
Diätetische Behandlung		8,8	0,16	8,6	6,8	0,22	6,9	−2,0	0,18	−1,9	18
Zyloric 300	ohne Vorbehandl.	8,8	0,14	8,9	4,6	0,15	4,7	−4,3	0,15	−4,2	16
Präparat I (ret.)	1	9,1	0,28	8,9	5,1	0,22	5,2	−4,0	0,31	−3,8	14
	2	8,9	0,18	8,9	5,3	0,33	5,2	−3,6	0,23	−3,8	13
Präparat II	1	9,2	0,29	8,9	4,8	0,15	4,7	−4,4	0,28	−3,8	16
	2	8,7	0,22	8,4	5,0	0,17	4,8	−3,6	0,24	−3,8	15
Präparat III	1	9,1	0,22	8,8	4,5	0,22	4,5	−4,6	0,25	−4,5	14
	2	8,8	0,20	8,7	5,1	0,15	5,2	−3,7	0,25	−3,6	14
Präparat IV	1	9,2	0,35	9,0	5,0	0,27	4,9	−4,2	0,17	−4,1	12
	2	9,1	0,25	8,9	5,4	0,20	5,6	−3,6	0,25	−3,6	10
Präparat V	1	8,8	0,37	8,5	4,5	0,27	4,4	−4,3	0,19	−4,2	10
Präparat VI (ret.)	1	9,0	0,27	8,8	5,5	0,30	5,4	−3,5	0,33	−3,2	8
Präparat VII	1	9,0	0,22	9,1	4,7	0,32	4,7	−4,3	0,17	−4,3	10
Präparat VIII	1	8,6	0,23	8,4	4,3	0,19	4,1	−4,4	0,20	−4,1	9

Die Bestimmung der Serumharnsäure-Konzentration (Tabelle 8) ergab bei allen Behandlungsgruppen nicht uricostatisch vorbehandelter Patienten einen Mittelwert ($\overline{X}$) zwischen 8,6 mg/dl und 9,2 mg/dl und eine Standardabweichung des Mittelwertes (SEM) zwischen ± 0,14 und ± 0,35 mg/dl. Das Streuungsdiagramm der Serumharnsäure-Konzentration der einzelnen Gruppen (Abb. 9) zeigt eine gleichmäßige Verteilung der Harnsäure-Konzentration ohne gröbere Abweichungen in allen Gruppen.

Diese Konstanz der Ausgangswerte war auch bei der Behandlungsgruppe der Patienten mit uricostatischer Vorbehandlung (Abb. 10) zu finden. Der höchste Mittelwert der Serumharnsäure-Konzentration (Tabelle 9) war hier mit 7,2 mg/dl und der niedrigste mit 6,2 mg/dl registriert, der SEM

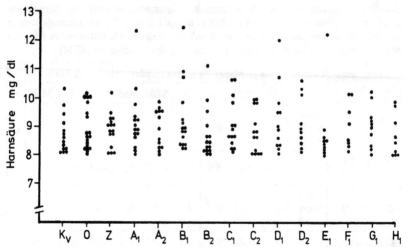

Abb. 9. Vorkommen der absoluten Meßwerte der Serum-Harnsäure-Konzentration in den Behandlungsgruppen von Patienten *ohne uricostatische Vorbehandlung.* Erklärung des Indices siehe Abb. 6

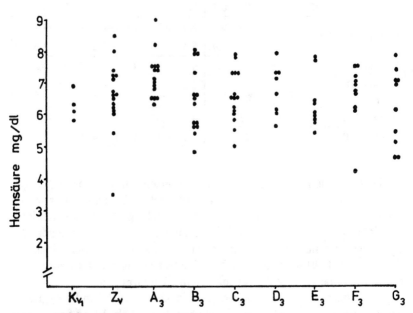

Abb. 10. Vorkommen der absoluten Meßwerte der Serum-Harnsäure-Konzentration in den Behandlungsgruppen von Patienten *mit uricostatischer Vorbehandlung.* Erklärung des Indices siehe Abb. 6

Tabelle 9. Absolute Höhe der Serum-Harnsäure-Konzentration sowie der Serum-Harn-säure-Senkung innerhalb der gesamten Behandlungsperiode in den Behandlungsgruppen *mit uricostatisch* vorbehandelten Patienten. Angabe des Mittelwertes ($\overline{X}$), des Median-wertes (Med.) und der Standardabweichung des Mittelwertes (SEM)

Behandlungs-Schema	Gruppe	HS (Anfang)			HS (Ende)			△-HS			
		$\overline{X}$	SEM	Med.	$\overline{X}$	SEM	Med.	$\overline{X}$	SEM	Med.	n
Auslaß-versuch	mit Vorbe-handl.	6,3	0,20	6,2	–	–	–	–	–	–	4
Zyloric 300	mit Vorbe-handl.	6,6	0,27	6,6	4,7	0,18	4,5	−1,9	0,21	−2,3	16
Präparat I (ret.)	3	7,2	0,18	7,1	5,2	0,23	5,2	−2,0	0,16	−2,1	15
Präparat II	3	6,4	0,27	6,4	4,7	0,16	4,6	−1,8	0,26	−1,8	14
Präparat III	3	6,6	0,21	6,5	4,4	0,12	4,4	−2,1	0,22	−2,1	15
Präparat IV	3	6,7	0,26	6,9	4,7	0,29	4,4	−2,1	0,4	−2,4	8
Präparat V	3	6,3	0,27	6,0	4,8	0,20	4,8	−1,7	0,4	−1,2	9
Präparat VI (ret.)	3	6,6	0,29	6,8	4,8	0,22	4,7	−1,8	0,26	−1,9	10
Präparat VII	3	6,2	0,36	6,5	4,7	0,23	4,9	−1,5	0,39	−1,5	10

schwankte zwischen ± 0,18 und ± 0,36 mg/dl. Es fanden sich weder in den arithmetischen Daten des Mittelwertes (Tabelle 9) noch im Streuungsdia-gramm (Abb. 10) statistisch signifikante Abweichungen der Serumharn-säure-Konzentration.

Die arithmetischen Daten der Serumharnsäure-Konzentration und die Graphiken zeigen ein homogenes Ausgangsniveau in allen Behandlungs-gruppen.

3.1.4 Lebensalter und Übergewicht im ausgewerteten Kollektiv

Da viele Erkrankungen und das Übergewicht eine starke Abhängigkeit vom Alter zeigen, wurde in dieser Arbeit das Alter in unterschiedlichen Überge-wichtsgruppen nach dem Broca-Index bestimmt. Die Patienten wurden in Gruppen nach dem Ausmaß des Übergewichts eingeteilt, angefangen bei 5−20% und dann jeweils um 15% steigend. Die 15%-Aufteilung wurde

65

gewählt, weil sich damit schärfere Abgrenzungen erzielen lassen und bei statistischer Auswertung größere Zahlen erzielt werden, wodurch der Fehler der kleinen Zahl auf ein Minimum reduziert wird.

Abb. 11 stellt neben den absoluten Zahlen und dem prozentualen Anteil an der Gesamtzahl des Patientenkollektivs auch das optische Bild des Histogrammes dar. Die Abbildungen zeigen, daß unsere jugendlichen Patienten eine Tendenz zu stärkerem Übergewicht aufweisen. Es ist hier jedoch die geringe absolute Zahl der Probanden (n = 16) zu berücksichtigen.

Faßt man allerdings das Alter ab 19 Jahre bis 39 Jahre (n = 75) zusammen (Tabelle 10), so ergibt sich kein signifikanter Unterschied der Übergewichtsverteilung im Vergleich mit den Gruppen des Alters zwischen 40 und 49 Jahren sowie 50 und 66 Jahren (n = 110 bzw. 109).

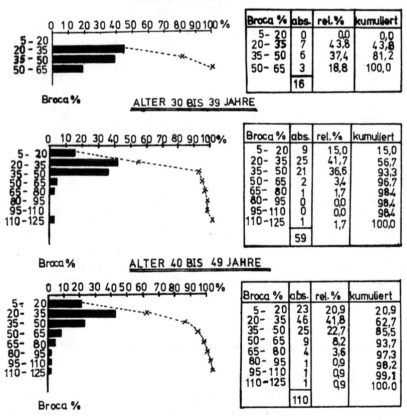

Abb. 11. Verteilung und Histogramm des absoluten und prozentualen Anteils des Übergewichtes nach Broca-Index in den Altersklassen des Gesamtkollektivs

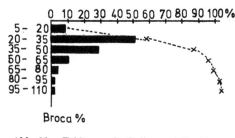

Broca%	abs	rel %	kumuliert
5 - 20	9	8,5	8,5
20 - 35	55	50,5	58,1
35 - 50	30	28,0	86,2
50 - 65	10	9,2	95,4
65 - 80	3	2,8	98,2
80 - 95	1	0,9	99,1
95 - 110	1	0,9	100,0
	109		

Abb. 11a. Erklärung des Indices s. Abb. 11

Tabelle 10. Vorkommen des Übergewichtes in der Altersklasse zwischen 15 und 39 Jahren

Broca-Index (%)	Patienten-Kollektiv (abs.)	Patienten-Kollektiv (rel.)	kumuliert (%)
5 - 19	9	12,0	12,0
20 - 34	32	42,7	54,7
35 - 49	27	36,0	90,7
50 - 64	5	6,7	97,4
65 - 79	1	1,3	98,7
80 - 94	0	0,0	98,7
95 - 109	0	0,0	98,7
110 - 125	1	1,3	100,0
Summe	75	100,0	100,0

Die Gesamtheit der Daten läßt erkennen, daß das Übergewicht in allen Altersgruppen am häufigsten zwischen 20 und 50% lag und ein Zusammenhang der einzelnen Übergewichtsgruppen mit den Altersklassen nicht zu sichern ist.

3.1.5 Hyperurikämie und Lebensalter im Gesamtkollektiv

Eine Abhängigkeit der Serumharnsäure-Konzentration vom Lebensalter ist bisher von mehreren Autoren bestätigt worden [2, 91, 259]. Babucke und Mertz [2] stellten bei einer epidemiologischen Untersuchung der primären Hyperurikämie einen Gipfel der erhöhten Harnsäure-Konzentration zwischen dem 31. und dem 40. Lebensjahr fest, gefolgt von der Altersgruppe zwischen dem 21. und dem 30. Lebensjahr.

67

Auch hier wurden die absoluten und relativen Zahlen des Kollektives mit Patienten ohne uricostatische Vorbehandlung in Altersklassen wie oben beschrieben bestimmt sowie das graphische Bild des Histogrammes (Abb. 12) abgebildet. In diese Auswertung wurden sämtliche Patienten mit

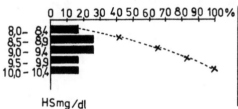

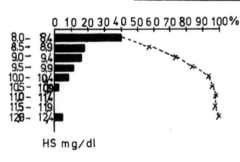

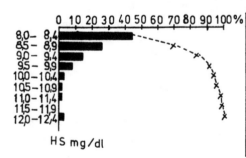

Abb. 12. Verteilung und Histogramm des absoluten und prozentualen Anteils der Serum-Harnsäure-Konzentrationen in den Altersklassen des Kollektivs mit Patienten ohne uricostatische Vorbehandlung

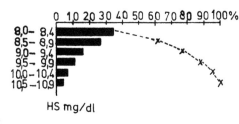

HS mg/dl	abs.	rel. %	kumuliert
8,0 - 8,4	23	34,3	34,3
8,5 - 8,9	18	26,9	61,2
9,0 - 9,4	10	14,9	76,1
9,5 - 9,9	8	11,9	88,0
10,0 - 10,4	5	7,5	95,5
10,5 - 10,9	3	4,5	100,0
	67		

Abb. 12a. Erklärung des Indices s. Abb. 12

einer Serumharnsäure-Konzentration über 8,0 mg/dl aufgenommen. Patienten mit uricostatischer Vorbehandlung (Behandlungsgruppe 3) wurden nicht ausgewertet. Die Aufteilung nach Höhe der Serumharnsäure-Konzentration begann mit 8,0 bis 8,5 mg/dl und steigerte sich dann um jeweils 0,5 mg/dl.

Wie aus der Abb. 12 zu ersehen ist, ergibt sich eine Verteilung mit dem Gipfel bei 8,0 bis 8,4 mg/dl Serumharnsäure-Konzentration und einem prozentualen Anteil zwischen 34,3 und 44,6%, an zweiter Stelle steht die Gruppe von 8,5 bis 8,9 mg/dl Serumharnsäure-Konzentration und einer relativen Häufigkeit zwischen 17,0 und 26,9%.

Im Histogramm der Altersklasse 15–29 Jahre sieht man eine leichte Verschiebung des Gipfels der relativen Häufigkeit nach rechts (hohe Harnsäure-Konzentration), was aber wegen der geringen Anzahl der Probanden (n = 12) nicht aussagekräftig ist.

Faßt man wegen der geringen n-Zahl die Altersgruppen bis 39 Jahre (n = 57) zusammen, ergibt sich – ähnlich wie beim Übergewicht – kein Unterschied zu dem Maximum in den übrigen Altersgruppen.

Als Zusammenfassung läßt sich sagen, daß zwischen den Altersklassen kein signifikanter Unterschied in der Höhe der Serumharnsäure-Konzentration zu erkennen ist.

Während bei den Altersklassen keine klare Abhängigkeit der Höhe der Harnsäure-Konzentration vom Alter zu erkennen ist, war der absolute und relative Anteil der Probanden (Inzidenz) mit n = 119 Patienten bzw. 60,1% des Kollektivs bei Patienten zwischen 30 und 49 Jahren deutlich größer als der Anteil in der Altersklasse zwischen 50 und 66 Jahren (n = 67 Probanden bzw. 33,8% des Kollektivs (Verhältnis 1,8:1).

Die Häufigkeit des Vorkommens der Hyperurikämie bei unseren ausgewerteten Probanden zeigt also eine Abhängigkeit vom Lebensalter. Der höchste prozentuale Anteil liegt bei der Altersklasse zwischen 30 und 49 Jahren. So ergeben sich hier Zahlen, wie sie auch von anderen Autoren [2, 91, 259] gefunden wurden.

In ihrer Abhängigkeit vom Alter unterscheiden sich also Inzidenz und Ausmaß der Hyperurikämie bei unseren Patienten.

BROCA +5% BIS +20%

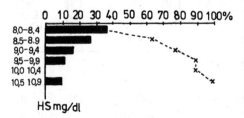

HS mg/dl	abs.	rel. %	rel-Summe (%)
8,0- 8,4	7	36,7	36,7
8,5- 8,9	5	26,3	63,2
9,0- 9,4	3	15,8	78,9
9,5- 9,9	2	10,5	89,5
10,0-10,4	0	0,0	89,5
10,5-10,9	2	10,5	100,0
	19		

BROCA +20% BIS +35%

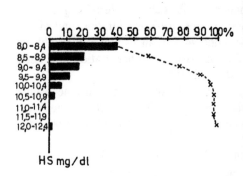

HS mg/dl	abs.	rel. %	rel-Summe (%)
8,0- 8,4	34	39,1	39,1
8,5- 8,9	18	20,7	59,8
9,0- 9,4	16	18,4	78,2
9,5- 9,9	10	11,5	89,7
10,0-10,4	6	6,9	96,6
10,5-10,9	2	2,3	98,9
11,0-11,4	0	0,0	98,9
11,5-11,9	0	0,0	98,9
12,0-12,4	1	1,1	100,0
	87		

BROCA +35% BIS +50%

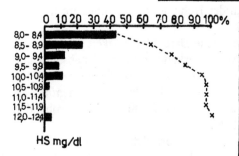

HS mg/dl	abs	rel %	rel-Summe (%)
8,0- 8,4	25	42,4	42,4
8,5- 8,9	13	22,0	64,4
9,0- 9,4	7	11,9	76,3
9,5- 9,9	5	8,5	84,7
10,0-10,4	6	10,2	94,9
10,5-10,9	1	1,7	96,6
11,0-11,4	0	0,0	96,6
11,5-11,9	0	0,0	96,6
12,0-12,4	2	3,4	100,0
	59		

Abb. 13. Verteilung und Histogramm des absoluten und prozentualen Anteils der Serum-Harnsäure-Konzentrationen in den jeweiligen Gewichtsgruppen des Kollektivs mit Patienten ohne uricostatische Vorbehandlung

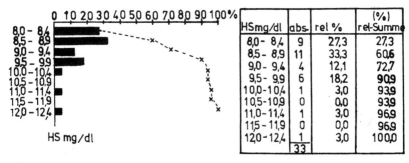

Abb. 13a. Erklärung des Indices s. Abb. 13

3.1.6 Korrelation zwischen Hyperurikämie und Übergewicht im Kollektiv mit Patienten ohne uricostatische Vorbehandlung

Es entspricht einer allgemeinen klinischen Erfahrung, daß viele Gichtkranke übergewichtig sind. Die Zahlen für Patienten mit asymptomatischer Hyperurikämie reichen von einer Häufigkeit des Übergewichtes von etwa 50% über eine geringgradige Korrelation zwischen Serumharnsäure-Konzentration und Körpergewicht bis zu Untersuchungen, die im Durchschnitt keine Abhängigkeit des Harnsäurespiegels vom Körpergewicht feststellen können [2, 50, 51, 91, 161].

Ewald [50, 51] fand bei einem Patientengut von 1142 bzw. 484 Probanden sowohl eine Zunahme der Häufigkeit des Vorkommens von Hyperurikämie mit zunehmendem Übergewicht als auch einem Anstieg des Ausmaßes der Hyperurikämie mit zunehmendem Übergewicht.

Es wurde in unserer Studie auch die Frage gestellt, ob und wie groß die Abhängigkeit der Höhe der Harnsäure-Konzentration vom Ausmaß des Übergewichtes ist. Die Unterteilung des Übergewichtes und der Harnsäure-Konzentration wurde so vorgenommen, wie in den vorhergehenden Abschnitten beschrieben. Auch in diese Auswertung wurden alle Patienten mit einer Serumharnsäure-Konzentration über 8,0 mg/dl, d. h. nicht uricostatisch vorbehandelte Patienten, aufgenommen. Patienten der Gruppe mit uricostatischer Vorbehandlung wurden auch hier nicht ausgewertet.

Vergleicht man in der Abb. 13 die Histogramme in den jeweiligen Übergewichtsgruppen, stellt man eine leichte Verschiebung der Kurve nach rechts beim Broca-Index +35 bis +50% und eine deutliche Verschiebung des Gipfels der Grafik nach rechts beim Broca-Index über 50% fest. Die relative Häufigkeit zeigt in der Gruppe mit einem Broca-Index über + 50%

71

das Maximum von 33,3% bei 8,5 bis 8,9 mg/dl Harnsäure. In den anderen Gruppen lag das Maximum der Häufigkeit bei einer Serum-Harnsäure-Konzentration zwischen 8,0 und 8,4 mg/dl (+36,7% und +42,4%). Patienten mit einer Serumharnsäure-Konzentration über 11,0 mg/dl waren in der stark übergewichtigen Gruppe (Broca-Index über +50%) deutlich überrepräsentiert, nämlich 6 von 33 Probanden (Verhältnis 1 : 5,5). In der Gruppe von Broca-Index +35 bis 50% fanden sich nur zwei von 59 Probanden, in der Gruppe von Broca-Index +20 bis +35% war es nur einer von 87 Probanden, und in der Gruppe mit einem Broca-Index unter 20% erreichte kein Patient die Grenze von 11 mg/dl Harnsäure.

Es ist auch hier eine Zunahme der Hyperurikämie-Inzidenz mit zunehmendem Übergewicht festzustellen. Die Abhängigkeit der absoluten Höhe der Serumharnsäure-Konzentration vom Übergewicht wurde bestätigt.

3.2 Behandlungsergebnisse der Kontrollgruppen

Da unser Patientenkollektiv in der Regel ein beträchtliches Übergewicht mit einem Broca-Index über +30% aufwies, mußte eine Gewichtsreduktion durchgeführt werden. Ein Außerachtlassen dieses Umstandes wäre bei diesen Patienten, die gerade zur Behandlung des Übergewichtes eingewiesen wurden, ethisch nicht zu rechtfertigen gewesen. Die Wirksamkeitsprüfung der Handelspräparate von Allopurinol konnte also nur im Vergleich zu rein diätetisch behandelten Patienten durchgeführt werden.

Wie oben beschrieben wurde, erfolgte bei unserer Studie eine alternative Behandlung: Präparat A – B – A – B (Schema 1) bzw. Präparat B – A – B – A (Schema 2), wobei Präparat A das Referenzpräparat – hier Zyloric 300 – und B das Testpräparat ist.

Um zu zeigen, daß die Allopurinolwirkung nach einer Woche nicht mehr faßbar ist, d. h., daß eine Überlappung der Wirksamkeit des Präparates der 1. Woche am Ende der 2. Woche nicht mehr vorhanden ist, wurde eine separate Auslaßuntersuchung durchgeführt. Nach Beendigung der Allopurinol-Therapie steigen die Serumharnsäure-Werte innerhalb einer Woche wieder zu den Werten zu Beginn der Therapie an (Tabelle 12, S. 76 sowie Abb. 14 und 15, S. 78).

Unabhängig von der Dauer der eventuell vorausgegangenen Therapie führten wir einen Auslaßversuch der Allopurinol-Therapie bei uricostatisch vorbehandelten Patienten und nicht uricostatisch vorbehandelten Patienten durch (Tabelle 12, Abb. 14 u. 15). Bei unserer Versuchsanordnung, die stets eine Reduktionskost einschließt und gegen diese vergleicht (Tabelle 11,

Abb. 15), muß deshalb die Harnsäure-Senkung durch diätetische Behandlung mit berücksichtigt werden.

Schließlich wurde jede Behandlungsgruppe mit der Behandlungsgruppe, die nur mit dem Referenzpräparat (Zyloric 300) behandelt wurde, verglichen. Die Behandlung mit dem Referenzpräparat wurde wiederum sowohl bei nicht uricostatisch vorbehandelten Patienten (Tabelle 14) als auch bei uricostatisch vorbehandelten Patienten (Tabelle 15) durchgeführt.

3.2.1 Harnsäuresenkung durch diätetische Behandlung

Die 18 Probanden, die allein mit diätetischen Maßnahmen behandelt wurden, hatten bei der Aufnahme ein durchschnittliches Alter von $45,5 \pm 1,8$ Jahren, ein Körpergewicht von $97,5 \pm 3,2$ kg, ein Übergewicht mit einem Broca-Index $+34,4 \pm 3,2\%$ (Tabelle 7) und eine mittlere Serumharnsäure-Konzentration von $8,8 \pm 0,16$ mg/dl (Tabelle 8).

Nach Beendigung der Behandlungsperiode zeigte das Kollektiv ein mittleres Gewicht von $89,7 \pm 2,8$ kg. Im Vergleich zum Aufnahmegewicht verringerte sich also das Übergewicht um $7,8 \pm 0,7$ kg (Tabelle 7).

Die Bestimmung des Serumharnsäure-Spiegels am Ende der Behandlung ergab für die Gruppe mit diätetischer Behandlung mit $6,8 \pm 0,22$ mg/dl einen statistisch signifikant niedrigeren Wert als bei der Aufnahme ($8,8 \pm 0,16$ mg/dl – s. Tabelle 8 u. 11).

Durch die diätetische Behandlung konnte innerhalb von 28 Tagen bei einer durchschnittlichen Gewichtsreduktion von 7,8 kg eine Senkung des mittleren Serumharnsäure-Spiegels um 2,01 mg/dl erreicht werden (Tabelle 8).

Vergleicht man in Abb. 15 und Tabelle 11 den Rückgang der Serumharnsäure Woche für Woche, findet man eine mäßig starke durchschnittliche Abnahme der Harnsäure-Konzentration um $0,48 \pm 0,25$ mg/dl (absoluter Wert $8,36 \pm 0,24$ mg/dl) nach der 1. Woche, eine stärkere, fast doppelt so hohe Harnsäure-Senkung am Ende der 2. Woche (mittlere Abnahme um $0,81 \pm 0,17$ mg/dl – absoluter Wert $7,52 \pm 0,22$ mg/dl). In der 3. Woche folgt wieder eine weniger starke Abnahme um $0,26 \pm 0,21$ mg/dl (absoluter Wert $7,29 \pm 024$ mg/dl) und in der 4. Woche eine etwas stärkere durchschnittliche Serumharnsäure-Reduktion um $0,41 \pm 0,15$ mg/dl (absoluter Wert $6,82 \pm 0,22$ mg/dl).

Es ist auffällig, daß die Serumharnsäure-Senkung in der 2. Woche der diätetischen Behandlung wesentlich höher abfällt als die in der 1. Woche, obwohl der Ausgangswert des Harnsäurespiegels in der 1. Woche höher liegt. Zum Teil konnte dies durch einen nicht seltenen Alkoholgenuß in der Zeit vor der Aufnahme erklärt werden, der bei den in der Studie verbliebenen Patienten während der stationären Behandlung nicht mehr fortgesetzt wurde. Es ist bekannt, daß Aethanol die Harnsäure-Ausscheidung hemmt und der Serumharnsäure-Spiegel ansteigt [53, 88]. Für den harnsäurespiegelsteigernden Effekt des Alkohols sind zwei Stoffwechselmechanismen von Bedeutung:

1. Nach Alkoholgenuß wurde neben einem erhöhten Harnsäurespiegel gleichzeitig ein erhöhter Laktatspiegel nachgewiesen. Da orale Zufuhr wie auch Infusionen von Laktat oder Natriumlaktat die Harnsäureausscheidung hemmen, ist durch diesen Mechanismus eine verringerte Harnsäureausscheidung mit darauffolgendem Ansteigen des Harnsäurespiegels erklärbar. Die Oxydation des Aethanols zu Acetaldehyd in der Leber ist über das Enstehen $NADH^+$ mit der Reaktion Pyruvat zu Laktat verknüpft. Muß nach oraler Aufnahme Aethanol in größeren Mengen umgesetzt werden, so entsteht vermehrt $NADH^+$, das die Reaktion Pyruvat zu Laktat zugunsten des Laktats verschiebt [53, 88].

2. Nach Alkoholinfusion wurde eine erhöhte Harnsäureproduktion und ein verringerter Phosphatgehalt in den Lebervenen beobachtet. Dieser Befund könnte auf einen Mechanismus ähnlich dem bei Fructose-Infusion hindeuten, wo durch einen gesteigerten Verbrauch von ATP ein Abbau dieser energiereichen Verbindungen zu Harnsäure stattfindet [53, 88]. Da ATP und anorganisches Phosphat Inhibitoren der Abbauenzyme der Adeninnukleotide sind, wird durch deren verringerte intrazelluläre Konzentration ein beschleunigter Abbau der Nukleotide ermöglicht und dadurch eine vermehrte Harnsäure-Produktion [88].

Als weitere Erklärung der unterschiedlichen Abnahme des Harnsäurespiegels zwischen der 1. und 2. Woche bei der diätetischen Behandlung käme eine Ketogenese durch eine stärkere Gewichtsreduktion mit Anstieg der Ketosäuren in der 1. Woche gegenüber der 2. Woche in Betracht. Wir haben bei unseren übergewichtigen Patienten unter einer Reduktionskost von 1000 Kalorien eine stärkere Gewichtsreduktion in den ersten 7 bis 10 Tagen als in der 3. bis 4. Woche beobachtet. Es ist auch bekannt, daß die Ketoazidose eine Hemmung der Harnsäureausscheidung verursacht, z. B. beim Fasten (s. sekundäre Hyperurikämie).

Als Zusammenfassung läßt sich sagen, daß sich bei unseren Probanden eine signifikante Senkung des Harnsäurespiegels von durchschnittlich 2,01 mg/dl bei einer mittleren Gewichtsreduktion von 7,8 kg in ca. 28 Tagen fand. Diese günstigen Ergebnisse sind teils durch die Purinarmut der 1000-Kalorien-Diät, teils durch den Gewichtsverlust zu erklären. Mit isokalorischen Maßnahmen, d. h. purinarmer Diät und Alkoholkarenz, ist bei normalgewichtigen Patienten eine Senkung des erhöhten Serumharnsäure-Spiegels um 1,0 mg/dl durchaus erreichbar [243].

3.2.2 Gewichtsverlauf in sämtlichen Kontroll- und Behandlungsgruppen

Da die Diät und die Normalisierung des Übergewichtes bei der Behandlung der Arthritis urica und Hyperurikämie hervorstechende Bedeutung haben, besonders bei Serumharnsäure-Konzentrationen unter 9,0 mg/dl [243], ist es selbstverständlich, daß in unserer Studie die Gewichtsreduktion und damit die Einhaltung der Diät in sämtlichen Kontroll- und Behandlungsgruppen überprüft wurde. Diese wurde mit der Gruppe, die allein mit diätetischen Maßnahmen behandelt wurde, verglichen.

Die Tabelle 7, S. 58, zeigt sowohl das zu Anfang bestehende Übergewicht nach dem Broca-Index und dem absolutem Gewicht der ausgewerteten 294 Patienten in ihren jeweiligen Kontroll- und Behandlungsgruppen als auch das absolute Gewicht am Ende der Behandlungsperiode sowie die Gewichtsabnahme ($\triangle$-Gewicht) während der Behandlung.

Ein Vergleich der Gewichtsreduktionszahlen zeigt, daß bei fast allen Behandlungsgruppen eine durchschnittliche Gewichtsabnahme zwischen $-7,5$ und $-9,0$ kg erreichbar war. Vergleicht man die Gewichtsreduktion der sämtlichen Kontroll- und Behandlungsgruppen mit der der Gruppe mit diätetischer Behandlung, so findet man keinen signifikanten Unterschied zwischen den einzelnen Gruppen.

Unterteilt man die Kontroll- und Behandlungsgruppen nach Broca-Index und Ausgangsgewicht, so zeigt sich eine Abhängigkeit des Ausmaßes der Gewichtsreduktion vom Ausmaß des Übergewichtes. Mit steigendem Übergewicht ist auch eine stärkere Gewichtsreduktion zu registrieren. So findet man in der Behandlungsgruppe nach Schema 1 des Präparates IV eine stärkere Gewichtsreduktion mit einem Mittelwert $-9,8 \pm 0,9$ kg bei einem Übergewicht bei der Aufnahme von $+44,7\%$ und einem absoluten Gewicht von 108,8 kg. Dagegen wurde in der Behandlungsgruppe nach Schema 1 des Präparates I (ret.) die geringste Gewichtsreduktion mit einem mittleren Wert $-6,2 \pm 0,7$ kg beobachtet. Hier war aber das Ausmaß des Übergewichtes bei der Aufnahme mit einem Broca-Index $+29,6\%$ und einem Gewicht von 89,3 kg geringer.

Es ergibt sich, wie zu erwarten, daß die Gewichtsreduktion abhängig vom Broca-Index des Übergewichtes und dem Ausgangswert des Gewichtes ist und in unseren Kontroll- und Behandlungsgruppen unter diesen Bedingungen eine gleichmäßige Gewichtsabnahme ohne große Abweichungen erreicht wurde. Die Harnsäuresenkung von 2,01 mg/dl, die durch Diät und Gewichtsverlust entsteht, ist in allen Kontroll- und Behandlungsgruppen eingeschlossen. Unabhängig davon ist die Abnahme des Serumharnsäure-Spiegels durch die medikamentöse Therapie zu betrachten.

Tabelle 11. Verlauf der absoluten Serumharnsäure-Konzentration bei der *Gruppe mit rein diätetischer Behandlung*, Angabe des Mittelwertes (X̄), des Medianwertes (Med.) und der Standardabweichung des Mittelwertes (SEM)

Behandlungs-Gruppe	Vor der Behandlung HS mg/dl			1. Woche HS mg/dl			2. Woche HS mg/dl			3. Woche HS mg/dl			4. Woche HS mg/dl			n
	X̄	SEM	Med.	X̄	SEM	Med.	X̄	SEM	Med.	X̄	SEM	Med.	X̄	SEM	Med.	
Diätetische Behandlung	8,8	0,16	8,6	8,36	0,24	8,40	7,52	0,22	7,55	7,29	0,24	7,45	6,83	0,22	6,90	18

Tabelle 12. Verlauf der absoluten Serumharnsäure-Konzentration in den *Auslaß-Versuchsgruppen* bei Patienten ohne bzw. mit uricostatischer Behandlung. Angabe des Mittelwertes (X̄), des Medianwertes (Med.) und der Standardabweichung des Mittelwertes (SEM)

Behandlungsgruppen	Vor der Behandlung HS mg/dl			14 Tage Behandlung mit Allopurinol 300 HS mg/dl			7 Tage nach Entzug von Allopurinol 300 HS mg/dl			10 Tage nach Entzug von Allopurinol 300 HS mg/dl			n
	X̄	SEM	Med.	X̄	SEM	Med.	X̄	SEM	Med.	X̄	SEM	Med.	
Auslaßversuch ohne Vorbehandlung	8,72	0,18	8,50	5,55	0,25	5,50	7,01	0,25	6,95	7,12	0,26	6,75	14
Auslaßversuch mit Vorbehandlung	6,28	0,20	6,20	5,35	0,44	5,35	6,33	0,43	6,20	6,58	0,45	6,20	4

3.2.3 Auslaßversuch der Allopurinol-Therapie bei vorbehandelten und nicht vorbehandelten Patienten

Beim Vergleich der Wirkung der Medikamente mit dem Kreuzversuch (Cross-over-Versuch) ist die Frage, ob der Therapieeffekt des Medikaments der ersten Versuchsperiode nach dem Austausch der Medikamente in der zweiten Versuchsperiode noch fortdauert, sehr wichtig. Die erste Versuchsperiode könnte durch Fortdauern des Therapieeffektes nach Absetzen der Behandlung (Carry-over-Effekt) den Patienten so beeinflussen, daß bei ihm das Ende der 2. Versuchsperiode noch von der 1. Periode beeinflußt würde [131].

Da von uns kein therapiefreies Intervall zwischen den Versuchsperioden mit verschiedenen Handelspräparaten vorgenommen wurde, führten wir hier einen Auslaßversuch der Allopurinol-Therapie bei nicht uricostatisch vorbehandelten Patienten ebenso wie bei uricostatisch vorbehandelten Patienten durch, um das Anhalten des Allopurinol-Effektes nach dem Absetzen der Allopurinol-Therapie erneut zu prüfen.

Die Bestimmung des Harnsäurespiegels ergab bei der Aufnahme für die Probanden ohne uricostatische Vorbehandlung einen Wert von $8,72 \pm 0,18$ mg/dl (s. Tabelle 12). Die Probanden erhielten Allopurinol 300 (Zyloric 300) pro Tag über 14 Tage. Die Blutuntersuchungen am 14. Tag der Allopurinol-Behandlung brachten einen durchschnittlichen Abfall der Serumharnsäure-Konzentration auf $5,55 \pm 0,25$ mg/dl (s. Tabelle 12). Nach Absetzen der Allopurinol-Therapie wurde jeden 2. Tag die Serumharnsäure-Konzentration bestimmt. Eine Woche nach Beendigung der Allopurinol-Behandlung stieg die mittlere Serumharnsäure-Konzentration von 5,5 mg/dl auf $7,01 \pm 0,25$ mg/dl an und blieb auch am 10. Tag mit $7,12 \pm 0,26$ mg/dl unverändert; d.h. am 7. Tag nach Absetzen der Allopurinol-Therapie hat der Serumharnsäure-Spiegel seinen wirklichen Wert wieder erreicht. Ein weiterer Anstieg der Serumharnsäure-Konzentration wurde am 10. Tag nach der Allopurinol-Behandlung nicht beobachtet (Tabelle 12 und Abb. 15). In Abb. 14 wurde die Verteilung der einzelnen Meßwerte des Serumharnsäure-Spiegels nach Lage und Streuung dargestellt.

Die 14 Probanden der Auslaßversuchsgruppe ohne uricostatische Vorbehandlung haben innerhalb von 28 Tagen unter der diätetischen Behandlung mit einer Reduktionskost von 1000 Kalorien im Durchschnitt $-9,1 \pm 0,9$ kg an Gewicht abgenommen (Tabelle 7). Da bei den Patienten, die nur mit diätetischen Maßnahmen behandelt wurden, innerhalb von 28 Tagen mit einer ähnlichen Gewichtsreduktion eine Senkung des mittleren Serumharnsäure-Spiegels um $-2,01$ mg/dl erreicht werden konnte (Tabelle 7), muß hier auch eine Senkung des Harnsäure-Spiegels um $-2,0$ mg/dl durch die Diät mit eingerechnet werden. In Abb. 15 wurde der Kurvenverlauf des

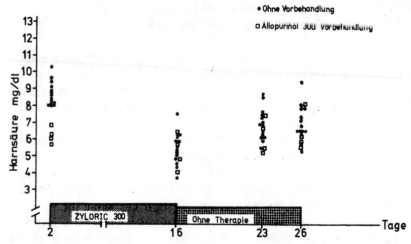

Abb. 14. Verteilung der absoluten Meßdaten der Serumharnsäure während der Behandlungs- und Auslaßperiode in der *Auslaßversuchsgruppe mit bzw. ohne uricostatische Behandlung*

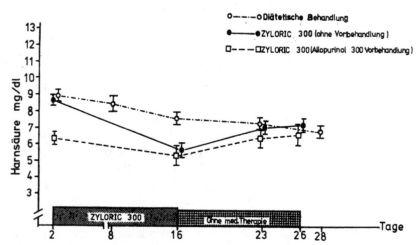

Abb. 15. Serum-Harnsäure-Verhalten während der Versuchsperiode unter *diätetischer Behandlung,* sowie in der *Auslaßversuchsgruppe ohne bzw. mit uricostatischer Behandlung*

Mittelwertes und der Standardabweichung des Mittelwertes (SEM) der Serumharnsäure-Konzentration,

a) der Gruppe der nur diätetisch behandelten Patienten,
b) der Gruppe des Auslaßversuches bei nicht uricostatisch vorbehandelten Patienten und
c) des Auslaßversuches bei uricostatisch vorbehandelten Patienten graphisch dargestellt.

Addiert man zu der Harnsäure-Konzentration am 7. bzw. 10. Tag nach Absetzen des Allopurinols in der Gruppe der nicht vorbehandelten Patienten die Senkung des Harnsäure-Spiegels durch die Diät (−2,0 mg/dl), so errechnet sich eine mittlere Harnsäure-Konzentration am 7., bzw. 10. Tag von 9,01 bzw. 9,12 mg/dl. Das übersteigt sogar ein wenig die vor dem Auslaßversuch gemessene Harnsäure-Konzentration von 8,72 ± 0,18 mg/dl (Tabelle 12, Spalte 1).

Dieses Ergebnis muß wohl so gedeutet werden, daß das am Ende der 1. Woche abgesetzte Präparat nach 1 Woche ausgeschieden ist und daß der Wert am Ende der folgenden Woche lediglich die Wirkung dieses (zweiten) Allopurinol-Präparates widerspiegelt.

Die Daten der Serumharnsäure-Konzentration (Tabelle 12 und Abb. 15) der Auslaßversuchsgruppe der uricostatisch vorbehandelten Patienten zeigt ebenfalls einen Abfall des Mittelwertes der Serumharnsäure-Konzentration unter der Allopurinolbehandlung von 6,28 ± 0,20 mg/dl auf 5,35 ± 0,44 mg/dl. Nach Absetzen des Allopurinols wurde ein Anstieg des Serumharnsäurespiegels am 7. bzw. 10. Tag auf 6,33 ± 0,43 mg/dl bzw. 6,58 ± 0,45 mg/dl beobachtet. Zieht man wiederum die Kombination von diätbedingter und medikamentös bedingter Harnsäuresenkung in Betracht, ergibt sich ein ähnliches Verhalten wie bei der Auslaßversuchsgruppe mit nicht uricostatisch vorbehandelten Patienten. Am 7. bzw. 10. Tag nach Absetzen von Allopurinol errechnet sich dann ein Harnsäure-Anstieg auf 8,33 bzw. 8,58 mg/dl. Da bei dieser Gruppe ein Ausgangswert vor einer harnsäuresenkenden Behandlung nicht vorliegt, ist der Anstieg des Harnsäure-Spiegels nach Absetzen des Allopurinols über die Ausgangswerte hinaus von vornherein zu erwarten. Die errechneten Zahlen müssen wegen der sehr geringen Zahl der Probanden mit großer Vorsicht betrachtet werden. Die nicht vorbehandelten Patienten lassen trotz ihrer geringen Zahl die gleiche Tendenz erkennen, die bei der Hauptgruppe gefunden wurde.

Die Daten zeigen, daß nach Beendigung der Allopurinol-Therapie die Serumharnsäure-Werte innerhalb einer Woche, unabhängig von der Therapiedauer, wieder zu den Werten zu Beginn der Therapie ansteigen. Unsere Ergebnisse stimmen mit den Ergebnissen anderer Autoren [43, 90, 133] überein. Diese Auslaßversuche zeigen, daß die Allopurinolwirkung nach einer Woche nicht mehr faßbar ist. Somit kann der Behandlungswert der Harnsäure-Konzentration nach einer Woche als Ausdruck der Wirksamkeit nur dieses einen Präparates gewertet werden, welches in dieser Woche gegeben wurde.

3.2.4 Behandlungsergebnisse mit Zyloric 300 bei Patienten mit und ohne uricostatischer Behandlung

Die Behandlung nur mit dem Referenz-Präparat Zyloric 300 wurde in zwei Gruppen von Probanden durchgeführt. In der Gruppe „ohne Vorbehandlung" wurden nicht uricostatisch vorbehandelte Probanden aufgenommen, in der Gruppe „mit Vorbehandlung" Probanden unter vorausgegangener uricostatischer Therapie.

Die Untersuchungen an 16 Patienten der Gruppe ohne uricostatische Vorbehandlung, die nur mit Zyloric 300 behandelt wurden, ergaben bei Aufnahme bei einem durchschnittlichen Körpergewicht von 97,1 ± 1,6 kg und einem Broca-Index von +33,9 ± 3,0% eine mittlere Serumharnsäure-Konzentration von 8,83 ± 0,14 mg/dl (Tabelle 13). Unter der Behandlung mit Zyloric 300 und der Reduktionskost von 1000 Kalorien konnte die Serumharnsäure-Konzentration am Ende der gesamten Periode im Vergleich zur Aufnahme deutlich gesenkt werden. Die Errechnung des absoluten Mittelwertes nach 28 Tagen Behandlung mit dem Referenzpräparat ergab 4,6 ± 0,15 mg/dl. Die Differenz zur Serumharnsäure-Konzentration bei Aufnahme betrug durchschnittlich 4,3 ± 0,15 mg/dl (Tabelle 13).

Unterteilt man die Gesamtperiode in die vier Versuchsperioden, d. h. 4 Versuchsperioden zu je 7 Tagen, ist eine sehr starke Abnahme des Serumharnsäure-Spiegels während der 1. Woche zu beobachten. Im weiteren Verlauf fallen die Serumharnsäure-Werte weniger stark ab und sind vom Ausgangswert abhängig (Tabelle 13). Die Bestimmung der Serumharnsäure-Differenz zwischen dem Aufnahmewert und dem Wert am Ende der 1. Woche ergab mit −2,79 ± 0,21 mg/dl eine statistisch signifikante Abnahme der Serumharnsäure. In der 2. Woche wurde eine Harnsäure-Abnahme durchschnittlich um −0,73 ± 0,21 mg//dl, in der 3. Woche um −0,43 ± 0,13 mg/dl und in der 4. Woche um −0,70 ± 0,34 mg/dl gemessen.

Daraus läßt sich folgendes ableiten: Die Verabreichung des Uricostaticums Zyloric 300 führt nach 28 Tagen zu einer signifikanten Verbesserung der Purinstoffwechsellage. Das Ausmaß der Reduktion des Serumharnsäure-Spiegels innerhalb der Versuchsperiode ist vom Ausgangswert der Harnsäure der Vorperiode abhängig. Besonders schwierig wird die Beurteilung der Abnahme der Harnsäure-Konzentration, wenn der Harnsäurespiegel Werte zwischen 4,5 und 5,0 mg/dl erreicht, da dann eine signifikante

Harnsäure-Senkung – unabhängig vom Präparat – nicht mehr zu erwarten ist.

Bei der Auswertung der entsprechenden Daten für die Gruppe mit uricostatischer Vorbehandlung ist eine ähnliche Tendenz der Serumharnsäure-Senkung feststellbar (s. Tabelle 15 und Abb. 19). Der Harnsäuremittelwert bei der Aufnahme liegt mit $6{,}58 \pm 0{,}27$ mg/dl entsprechend niedriger als bei der Gruppe ohne uricostatische Vorbehandlung. Das mittlere Gewicht lag bei Aufnahme bei $94{,}6 \pm 3{,}1$ kg und das Übergewicht bei $+30{,}7 \pm 3{,}6\%$. Bei einer Anzahl von 16 Probanden läßt sich also keine deutliche Abweichung dieser Ausgangswerte im Vergleich zu der Gruppe der diätetischen Behandlung sowie der Gruppe mit Zyloric 300 ohne uricostatische Behandlung finden (Tabelle 7).

Die Errechnung des Mittelwertes der Serumharnsäure-Konzentration nach 28-tägiger Behandlung mit Zyloric 300 und einer Reduktionskost von 1000 Kalorien ergab $4{,}66 \pm 0{,}18$ mg/dl, und die Differenz zur Harnsäure-Konzentration bei Aufnahme betrug durchschnittlich $-1{,}93 \pm 0{,}21$ mg/dl (Tabelle 15).

In Tabelle 15 und Abb. 19 wurde arithmetisch und graphisch die Harnsäure-Senkung innerhalb der 4 Versuchsperioden dargestellt. Hier erkennt man auch einen stärkeren Abfall der Serumharnsäure-Konzentration in der 1. Woche im Vergleich mit der 2. Woche, der 2. zur 3. Woche und der 3. zur 4. Woche. Die Harnsäure-Differenz betrug in der 1. Woche $-0{,}88 \pm 0{,}21$ mg/dl, in der 2. Woche $-0{,}69 \pm 0{,}12$ mg/dl, in der 3. Woche $-0{,}26 \pm 0{,}09$ mg/dl und in der 4. Woche $-0{,}14 \pm 0{,}10$ mg/dl. Ein Vergleich der entsprechenden Daten in den 4 Versuchsperioden zeigt ebenfalls eine statistisch signifikante Abnahme der Serumharnsäure in der 1. und 2. Woche, in der 3. Woche ist der Abfall weniger deutlich, und in der 4. Woche ist kein statistisch signifikanter Abfall zu erkennen.

Weiterhin ist kurz auf die Frage einzugehen, inwieweit die Senkung der Harnsäure-Konzentration auf die Diät zurückzuführen und inwieweit sie der medikamentösen Therapie zuzuschreiben ist. Wie oben erwähnt, ist durch die diätetische Behandlung innerhalb von 28 Tagen eine Harnsäure-Senkung von $2{,}01 \pm 0{,}18$ mg/dl zu erwarten. Bei Anrechnung des Mittelwertes der Serumharnsäure-Abnahme unter allein diätetischer Behandlung ergibt sich bei den nicht vorbehandelten Patienten eine sehr starke Senkung des Harnsäure-Spiegels in der 1. Woche durch die medikamentöse Therapie um $-2{,}31$ mg/dl (Gesamtabnahme um 2,79 mg/dl – Abnahme bei alleiniger Diät um 0,48 mg/dl = medikamentös bedingte Abnahme um 2,31 mg/dl) (Tabelle 16).

In der 2. Woche wurde keine Harnsäure-Senkung durch Zyloric 300 beobachtet (Eliminationswert der Harnsäure-Senkung $+0{,}08$ mg/dl). Die Ursache für dieses Ergebnis ist vor allem in dem niedrigen Ausgangswert der Serumharnsäure-Konzentration anfangs der 2. Woche zu suchen. Ähnliche Tendenzen wurden bei Auswertung der Daten der 3. und 4. Woche beobachtet. Hier lag der Eliminationswert der Harnsäure-Senkung mit −0,17 mg/dl sehr niedrig, ebenfalls statistisch nicht signifikant, in der 4. Woche aber mit −0,31 mg/dl etwas höher. Die Einzelwerte sind mit Vorsicht zu interpretieren, zeigen aber doch eine fallende Tendenz der Harnsäure-Konzentration.

In der Gruppe mit uricostatisch vorbehandelten Patienten, bei denen der durchschnittliche Mittelwert bei der Aufnahme mit 6,58 mg/dl schon im Grenzbereich lag, wurde bei der Elimination der Harnsäure-Senkung durch Diät in der 1. Woche eine Abnahme der Serum-Harnsäure durch das Referenzpräparat um 0,40 mg/dl, dagegen in der 2. und 4. Woche ein durchschnittlicher Anstieg der Serumharnsäure um +0,12 mg/dl, bzw. +0,27 mg/dl und in der 3. Woche keinerlei Veränderung der Serumharnsäure durch die medikamentöse Therapie beobachtet (Tabelle 18). Alle diese Werte sind nicht signifikant. Die Harnsäure-Senkung in der Gesamtbehandlungsperiode (28 Tage) bei der Zyloric-300-Gruppe mit uricostatisch vorbehandelten Patienten scheint nach den vorliegenden Ergebnissen weniger erfolgreich zu sein als die Behandlung durch Reduktionskost von 1000 Kalorien und Gewichtsabnahme. Dafür spricht auch die mittlere Harnsäure-Senkung am Ende der Behandlung, die mit −1,93 mg/dl (Tabelle 15) gleich hoch war wie die unter diätetischer Behandlung mit −2,01 mg/dl (Tabelle 13).

Die Ergebnisse alleiniger Behandlung mit dem Standard-Präparat machen deutlich, daß unter der uricostatischen Therapie mit Zyloric 300 bei Hyperurikämie ein statistisch signifikanter Abfall des Harnsäure-Spiegels innerhalb von 28 Tagen auf 4,6 mg/dl erreicht wird. Die Harnsäuresenkung pro Woche ist vom Ausgangswert der Serum-Harnsäure abhängig. Bei übergewichtigen Patienten mit Hyperurikämie mit uricostatischer Therapie und Harnsäurewerten im oberen Normbereich kann man eine Serumharnsäure-Senkung durch diätetische Maßnahmen und Gewichtsreduktion um 2,0 mg/dl erreichen.

3.3 Purinstoffwechsellage nach Behandlung mit verschiedenen Allopurinol-Präparaten

Wie schon erwähnt, haben wir beobachtet, daß der Austausch verschiedener Allopurinol-Präparate mit üblicher und verzögerter galenischer Zubereitung, die Patienten in das Heilverfahren mitbrachten, gegen das damals im Hause allgemein verabreichte Allopurinol zu einer Änderung im Serumharnsäure-Spiegel führte.

Um zu prüfen, inwieweit Unterschiede in der serumharnsäuresenkenden Wirkung der verschiedenen Allopurinol-Handelspräparate bestehen, bieten sich drei Vorgehensweisen an:

a) Verschiedene Behandlungsschemen – gleiches Präparat – gleiche Woche. Hier vergleicht man das Behandlungsschema 1 (Referenzpräparat – Testpräparat – Referenzpräparat – Testpräparat) mit dem Schema 2 (Testpräparat – Referenzpräparat – Testpräparat – Referenzpräparat) in der gleichen Woche, z. B. 1. mit 1. Woche, 2 mit 2. Woche usw.

b) Verschiedene Wochen – gleiches Präparat – gleiches Behandlungsschema. Hier vergleicht man die
2. Woche mit der 1. Woche,
3. Woche mit der 2. Woche,
4. Woche mit der 3. Woche.

c) Vergleiche zum Referenzpräparat unter Zugrundelegung von gleichem Behandlungsschema und gleicher Woche.

Ferner wurden die Ergebnisse der jeweiligen Behandlungsgruppe mit den Ergebnissen der Gruppe unter diätetischer Behandlung korrigiert und verglichen. Dieses Vergleichsvorgehen wurde in den Behandlungsgruppen mit Patienten ohne und mit uricosurischer Therapie durchgeführt.

3.3.1 Vergleiche der Serumharnsäure-Senkung verschiedener Behandlungsschemen bei gleichem Präparat und gleicher Woche (Behandlungsgruppe ohne uricostatische Therapie)

Die Tabellen 7 und 8 zeigen die Zuordnung der ausgewerteten Patienten in die jeweiligen Behandlungsgruppen, das Gewicht, das Ausmaß des Übergewichtes, die Gewichtsreduktion innerhalb von 4 Wochen, die Tabellen 13 und 14 die Serumharnsäure-Konzentration zu Beginn und zu Ende der gesamten Versuchsperiode und die Serumharnsäure-Senkung während jeder einzelnen Behandlungswoche für alle Gruppen und Therapieschemata.

Ein Vergleich der Serumharnsäure-Zahlen bei der Aufnahme zeigt keinen statistisch signifikanten Unterschied zwischen den Behandlungsschemon 1 und 2, Die mittleren Werte und die Standardabweichungen der Mittelwerte (SEM) lagen zwischen 8,0 ± 0,23 mg/dl und 9,2 + 0,35 mg/dl.

1. Woche

Die Bestimmung der Serumharnsäure-Senkung in der 1. Behandlungswoche ergab für das Behandlungsschema 1 (Referenzpräparat – Testpräparat – Referenzpräparat – Testpräparat) eine durchschnittliche Abnahme der Serumharnsäure-Konzentration zwischen −2,50 ± 0,23 mg/dl und −3,37 ± 0,24 mg/dl (Tabelle 13) und für das Behandlungsschema 2 (Testpräparat – Referenzpräparat – Testpräparat – Referenzpräparat) eine Senkung der Serumharnsäure-Konzentration mit mittleren Werten zwischen 1,94 ± 0,38 mg/dl und 2,61 ± 0,23 mg/dl (s. Tabelle 14).

In Abb. 16 ist Woche für Woche und Präparat für Präparat die Harnsäuresenkung in den Patientengruppen nach Schema 1 derjenigen nach Schema 2 graphisch gegenübergestellt. Dadurch werden die Unterschiede besonders klar.

Bei Präparat II ist wie bei allen Präparaten die Senkung der Harnsäure bei Schema 2 in der ersten Woche geringer als bei den Patienten nach Schema 1, obwohl in diesem Fall der Unterschied am wenigsten ausgeprägt ist. Die gemessenen Mittelwerte der Serumharnsäure-Senkung liegen mit −2,61 ± 0,23 mg/dl niedriger als in der Behandlungsgruppe des Präparates II nach Schema I (−3,37 ± 0,24 mg/dl), vergl. Tabelle 13 und 14. Hier muß man aber berücksichtigen, daß die Serumharnsäure-Ausgangsmittelwerte mit 8,68 mg/dl der Gruppe nach Schema 2 niedriger als die der Gruppe nach Schema 1 (9,21 mg/dl) liegen.

Der arithmetische Mittelwert der Harnsäure-Abnahme während der 1. Woche in der Gruppe des Präparates I (ret.) nach Schema 2 (Testpräparat) war mit −1,94 mg/dl niedriger als in der Behandlungsgruppe des gleichen Präparates nach Therapieschema 1 (Referenzpräparat) mit $\overline{X} = -2,5$ mg/dl. Dagegen liegt hier die Harnsäure-Serum-Konzentration bei Aufnahme der Gruppe nach Schema 2 mit 8,89 mg/dl auf dem gleichen Niveau wie der Mittelwert der Gruppe nach Behandlungsschema 1 (9,13 mg/dl). Die Auswertung der Daten bei beiden Schemen zeigen eine etwas geringere harnsäuresenkende Wirkung beim Testpräparat I (ret.) gegenüber dem Referenzpräparat.

Ein ähnliches Verhalten zeigen die gemessenen arithmetischen Mittelwerte der Serumharnsäure-Senkung in der Gruppe des Präparates IV nach Schema 2 gegenüber der Gruppe nach Schema 1, während der Vergleich der mittleren Serumharnsäure-Konzentrationswerte bei der Aufnahme zwischen den beiden Gruppen keine wesentlichen Differenzen zeigen. Die Mittelwerte der Harnsäure-Senkung während der 1. Woche in der Behand-

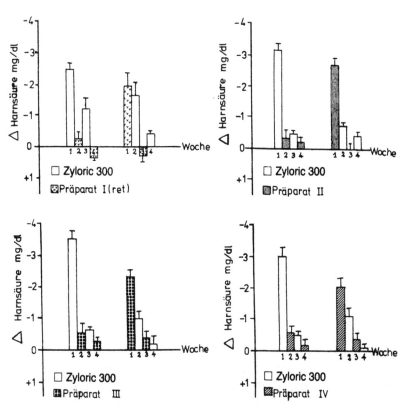

Abb. 16. Graphische Darstellung der mittleren Serumharnsäure-Senkung und der Standardabweichung des Mittelwertes (SEM) der Behandlungsgruppen nach Therapie-Schema 1 im Vergleich mit den korrespondierenden Daten der Behandlungsgruppen nach Therapie-Schema 2 (Schema 1: linke Säulengruppe, Schema 2: rechte Säulengruppe)

lungsgruppe des Präparates IV nach Schema 2 liegen mit −2,08 mg/dl deutlich niedriger als der arithmetische Mittelwert der entsprechenden Gruppe nach Schema 1 mit −3,03 mg/dl (Tabelle 13 und 14).

Hier wurde ein signifikanter Unterschied der Harnsäure-Senkung zwischen den beiden Präparaten um 1,0 mg/dl zugunsten des Referenzpräparates beobachtet.

Die mittlere Harnsäuresenkung unter der Behandlung mit dem Präparat III in der 1. Woche betrug −2,29 mg/dl, während der errechnete Mittelwert unter der Referenzpräparat-Therapie −3,24 mg/dl betrug. Die Ausgangswerte der Serumharnsäure-Konzentration ergaben keine signifikanten

Unterschiede zwischen den beiden Behandlungsschemen. Es zeigt hier auch die Gruppe des Präparates III ein ähnliches Verhalten wie die entsprechende Gruppe des Präparates IV: eine geringere harnsäuresenkende Wirkung während der 1. Woche bei nicht signifikantem Unterschied der Serumharnsäure-Konzentration bei der Aufnahme. Hier ist die Differenz der Harnsäure-Senkung mit ca. 1,0 mg/dl ebenfalls statistisch signifikant.

2. Woche

Die Diskrepanz zwischen den Behandlungsschemen war bei Auswertung der entsprechenden Daten in den Behandlungsgruppen nach Schema 1 und 2 während der 2. Behandlungswoche etwas deutlicher ausgeprägt. So findet man eine Schwankung der Harnsäure-Senkung während der 2. Woche in der Behandlungsgruppe nach Schema 1 (Testpräparat) mit Mittelwerten zwischen $-0,19$ mg/dl und $-0,58$ mg/dl, also deutlich niedriger als bei der Behandlungsgruppe nach Schema 2 (Referenzpräparat) mit einem durchschnittlichen Harnsäureabfall zwischen $-0,75$ und $-1,59$ mg/dl in der 2. Woche (Tabelle 13 und 14).

Vergleicht man auch in Abb. 16 die Harnsäuredifferenzen in der 2. Woche in den verschiedenen Behandlungsschemen, so ist die Serumharnsäure-Wirkung des Referenzpräparates gegenüber den Präparaten II, III, IV fast doppelt so stark als die entsprechenden Präparate. Auffallend ist die nur geringgradige Harnsäure-Senkung unter der Behandlung mit dem Präparat I (ret.) mit $-0,19$ mg/dl bei einem Ausgangswert von Serum-Harnsäure um 6,6 mg/dl und die große Diskrepanz im Vergleich mit dem Referenzpräparat, wobei die Harnsäuresenkung mit $-1,59$ mg/dl bei einem Ausgangswert der Harnsäure-Konzentration um 6,9 mg/dl statistisch signifikant höher liegt.

3. Woche

Die Ergebnisse der entsprechenden Behandlungsgruppe nach Schema 1 (Referenzpräparat) und 2 (Testpräparat) während der 3. Behandlungswoche zeigen gewisse Parallelen zu den Ergebnissen der 2. Behandlungswoche. Es kommt unter der Behandlung mit dem Präparat I mit der verzögerten Resorption sogar zu einem Wiederanstieg der Serumharnsäure-Konzentration um $+0,12 \pm 0,21$ mg/dl, unter der Behandlung mit dem Präparat II blieb der Harnsäurespiegel in der 3. Woche unverändert ($\pm 0,0 \pm 0,14$ mg/dl). Demgegenüber zeigt die Behandlungsgruppe nach Schema 1 eine statistisch signifikant stärkere Harnsäure-Senkung in der gleichen Woche mit $-1,31 \pm 0,34$ mg/dl (Präparat I) bzw. $-0,43 \pm 0,10$ mg/dl (Präparat II), vergl. Tabelle 13 und 14.

In der Behandlungsgruppe mit dem Präparat III nach Schema 2 liegen die mittleren Werte der Harnsäure-Abnahme in der 3. Woche mit $-0,31 \pm 0,12$ mg/dl um die Hälfte niedriger als die Harnsäure-Senkung bei der entsprechenden Gruppe nach Schema 1 $(-0,59 \pm 0,10$ mg/dl). Dagegen relativ stärker wirksam ist hier jetzt das Präparat IV, wobei die durchschnittliche Abnahme des Harnsäurespiegels mit $-0,42$ mg/dl niedriger als die unter der Behandlung mit dem Referenzpräparat $(-0,53 \pm 0,12$ mg/dl) ist, jedoch keine statistisch signifikante Differenz zu erkennen war.

4. Woche

Für die Untersuchungen und Ergebnisse der 4. Behandlungswoche gilt ähnliches wie für die korrespondierenden Behandlungsgruppen der 3. Woche.

Hier ist auch auffallend der Serumharnsäure-Anstieg bei der Behandlung mit dem Präparat I (ret.) um $+0,18 \pm 0,13$ mg/dl, demgegenüber zeigt die Gruppe unter der Behandlung mit dem Referenzpräparat (Behandlungsschema 2) eine Harnsäure-Senkung in der gleichen Woche um $-0,40 \pm 0,09$ mg/dl. Wegen der inzwischen erreichten Harnsäure-Senkung auf 4,5–5,0 mg/dl läßt sich bei den Präparaten II, III und IV keine ausreichend sichere Aussage machen.

Insgesamt betrachtet läßt ein Vergleich der Behandlungsschemata an Hand der arithmetischen Mittelwerte für die Serumharnsäure-Senkung bei den Behandlungsgruppen der Präparate II, III und IV untereinander keine signifikanten Differenzen erkennen (Tabelle 13, 14, Abb. 16), während das Präparat I (ret.) deutlich weniger wirksam ist. Alle 4 Präparate erwiesen sich als weniger wirksam als das Standard-Präparat.

3.3.2 Vergleiche der Harnsäure-Senkung zwischen verschiedenen Präparaten bei gleichem Schema und gleicher Woche (Behandlungsgruppe ohne uricostatische Therapie)

Die Handelspräparate V, VI (ret.), VII und VIII wurden nur nach dem Schema 1 (Referenzpräparat – Testpräparat – Referenzpräparat – Testpräparat) geprüft. Die Ergebnisse dieser Präparate können jedoch wegen des fehlenden Vergleichskollektivs nach dem Schema 2 nur untereinander und nur innerhalb der gleichen Woche verglichen werden.

Die Auswertung der Harnsäure-Senkungs-Daten der Behandlungsgruppe nach Schema 1 des retardierten Präparates VI während der vier Versuchsperioden zeigte ähnliche Charakteristiken wie die entsprechenden Daten der Behandlungsgruppe nach Schema 1 des Präparates I (ret.). In der

Tabelle 13. Serum-Harnsäure-Werte vor, während und nach der Behandlung *nach Schema 1*. Absolute Harnsäure-Senkung während jeder Woche und der gesamten Versuchsperiode in den Kontroll- und Behandlungsgruppen. Angabe des Mittelwertes ($\overline{X}$), des Medianwertes (Med) und der Standardabweichung des Mittelwertes (SEM)

Behandlungsgruppe 1	HS mg/dl (Anfang) $\overline{X}$	Med.	SEM	Δ-HS mg/dl 1. Woche $\overline{X}$	Med.	SEM	Δ-HS mg/dl 2. Woche $\overline{X}$	Med.	SEM	Δ-HS mg/dl 3. Woche $\overline{X}$	Med.	SEM	Δ-HS mg/dl 4. Woche $\overline{X}$	Med.	SEM	Σ Δ-HS mg/dl $\overline{X}$	Med.	SEM	HS mg/dl (Ende) $\overline{X}$	Med.	SEM
Diätetische Behandlung	8,83	8,60	0,17	−0,48	−0,50	0,25	−0,81	−1,00	0,17	−0,26	−0,30	0,21	−0,41	−0,30	0,15	−2,01	−1,90	0,18	6,82	6,90	0,22
Zyloric 300	8,83	8,90	0,14	−2,79	−2,70	0,21	−0,73	−1,00	0,21	−0,43	−0,35	0,13	−0,70	−0,50	0,34	−4,28	−4,20	0,15	4,55	4,65	0,15
Präparat I (ret.)	9,13	8,90	0,28	−2,50	−2,65	0,23	−0,19	−0,25	0,26	−1,31	−1,00	0,34	+0,18	+0,20	0,13	−3,96	−3,80	0,31	5,01	5,25	0,22
Präparat II	9,21	8,85	0,29	−3,37	−3,25	0,24	−0,36	−0,40	0,32	−0,43	−0,35	0,10	−0,28	−0,20	0,15	−4,36	−3,80	0,28	4,84	4,70	0,15
Präparat III	9,05	8,75	0,22	−3,24	−3,45	0,23	−0,49	−0,50	0,18	−0,59	−0,50	0,10	−0,24	−0,20	0,14	−4,55	−4,50	0,24	4,51	4,50	0,22
Präparat IV	9,23	8,95	0,32	−3,03	−3,10	0,25	−0,58	−0,35	0,21	−0,53	−0,60	0,12	−0,11	±0,00	0,20	−4,21	−4,05	0,17	4,99	4,90	0,27
Präparat V	8,77	8,45	0,37	−2,80	−2,70	0,29	−0,34	−0,30	0,22	−0,64	−0,65	0,10	−0,48	−0,35	0,15	−4,26	−4,15	0,19	4,50	4,40	0,27
Präparat VI (ret.)	9,01	8,80	0,27	−2,90	−2,55	0,29	−0,23	−0,25	0,17	−0,90	−0,90	0,10	−0,03	−0,20	0,25	−3,53	−3,20	0,33	5,49	5,40	0,30
Präparat VII	9,00	9,05	0,22	−3,11	−3,05	0,30	−0,40	−0,45	0,15	−0,60	−0,60	0,13	−0,32	−0,30	0,21	−4,27	−4,25	0,17	4,73	4,65	0,32
Präparat VIII	8,60	8,40	0,23	−2,99	−3,10	0,20	−0,57	−0,60	0,28	−0,77	−0,80	0,16	±0,00	±0,00	0,13	−4,38	−4,10	0,20	4,26	4,10	0,19

Tabelle 14. Serum-Harnsäure-Konzentration vor, während und nach der Behandlung *nach Behandlungsschema 2.* Absolute Harnsäure-Senkung während jeder Woche und der gesamten Versuchsperiode in den Kontroll- und Behandlungsgruppen, mit Angabe des Mittelwertes ($\overline{X}$), des Medianwertes (Med.) und der Standardabweichung des Mittelwertes (SEM)

Behandlungsgruppe 2	HS mg/dl (Anfang) $\overline{X}$ Med. / SEM	Δ-HS mg/dl 1. Woche $\overline{X}$ Med. / SEM	Δ-HS mg/dl 2. Woche $\overline{X}$ Med. / SEM	Δ-HS mg/dl 3. Woche $\overline{X}$ Med. / SEM	Δ-HS mg/dl 4. Woche $\overline{X}$ Med. / SEM	Σ Δ-HS mg/dl $\overline{X}$ Med. / SEM	HS mg/dl (Ende) $\overline{X}$ Med. / SEM
Diätetische Behandlung	8,83 8,60 / 0,17	−0,48 −0,50 / 0,25	−0,81 −1,00 / 0,17	−0,26 −0,30 / 0,21	−0,41 −0,30 / 0,15	−2,01 −1,90 / 0,18	6,82 6,90 / 0,22
Zyloric 300	8,83 8,90 / 0,14	−2,79 −2,70 / 0,21	−0,73 −1,00 / 0,21	−0,43 −0,35 / 0,13	−0,70 −0,50 / 0,34	−4,28 −4,20 / 0,15	4,55 4,65 / 0,15
Präparat I (ret.)	8,89 8,90 / 0,18	−1,94 −2,10 / 0,38	−1,59 −1,30 / 0,38	+0,12 ±0,00 / 0,21	−0,40 −0,45 / 0,09	−3,59 −3,80 / 0,23	5,29 5,20 / 0,33
Präparat II	8,68 8,40 / 0,22	−2,61 −2,60 / 0,23	−0,75 −0,80 / 0,12	±0,00 −0,30 / 0,14	−0,45 −0,40 / 0,15	−3,64 −3,80 / 0,24	5,04 4,80 / 0,17
Präparat III	8,81 8,70 / 0,20	−2,29 −2,25 / 0,24	−0,95 −0,85 / 0,19	−0,31 −0,25 / 0,12	−0,18 −0,25 / 0,22	−3,73 −3,55 / 0,25	5,07 5,20 / 0,15
Präparat IV	9,05 8,85 / 0,25	−2,08 −2,05 / 0,27	−1,06 −0,80 / 0,27	−0,42 −0,60 / 0,17	−0,06 −0,20 / 0,11	−3,63 −3,60 / 0,25	5,42 5,55 / 0,20

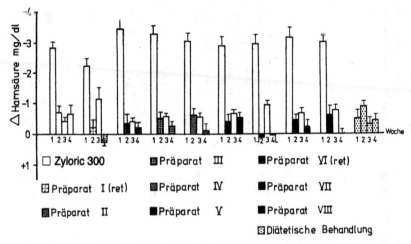

Abb. 17. Graphische Darstellung der mittleren Serumharnsäure-Senkung pro Woche in der Gruppe mit diätetischer Behandlung, der Zyloric 300-Gruppe ohne uricostatische Vorbehandlung und in den Behandlungsgruppen nach *Schema 1,* mit Angabe der Standardabweichung des Mittelwertes (SEM)

graphischen Darstellung (Abb. 17) wird die Ähnlichkeit der beiden retardierten Handelspräparate deutlich. Betrachtet man die Zahlen in der Behandlungsgruppe I der beiden retardierten Präparate in Tabelle 13, so findet man bei einem fast gleichen Ausgangsniveau der Serumharnsäure-Konzentration bei Anfang der Prüfung mit 9,13 bzw. 9,01 mg/dl eine sehr geringe Harnsäure-Senkung in der 2. Versuchsperiode mit beiden Präparaten mit −0,19 bzw. −0,23 mg/dl und in der 4. Woche mit −0,03 mg/dl (Präparat VI (ret.) bzw. einen Harnsäureanstieg mit +0,18 mg/dl (Präparat I (ret.). Dagegen liegen die Mittelwerte der Harnsäure-Senkung während der 3. Woche unter der Behandlung mit dem Referenzpräparat deutlich höher (mit −1,31 bzw. −0,90 mg/dl) als die durchschnittliche Abnahme der Harnsäure in der 2. Woche unter der Behandlung mit den retardierten Präparaten.

Die in der Behandlungsgruppe nach Schema 1 bei den Präparaten V, VII und VIII gemessenen Mittelwerte der Harnsäure-Senkung in der 2. und 4. Versuchsperiode schwanken zwischen −0,34 und −0,57 mg/dl bzw. ±0,00 und −0,48 mg/dl und zeigen neben der Behandlung mit dem Referenzpräparat ein ähnliches Verhalten wie die Ergebnisse bei den Behandlungsgruppen der Präparate II und III (s. Tabelle 13 und Abb. 17).

Auch der Vergleich gleicher Wochen nach dem Behandlungsschema 2 zwischen den 4 getesteten Präparaten zeigt die relativ geringe Wirksamkeit des Präparates I (Abb. 18): geringe Abnahme in der 1. Woche und Harnsäure-Zunahme in der 3. Woche, während unter dem Standard-Präparat eine große Harnsäure-Senkung von − 1,59 mg/dl in der 2. Woche auftritt.

Eine gute Wirksamkeit scheint das Präparat II zunächst zu haben (Abb. 18). Hier ist die Harnsäure-Senkung in der 1. Woche am größten und in der 2. Woche (unter dem Referenzpräparat) am niedrigsten. Allerdings wird diese Beobachtung durch die Werte der 3. und 4. Woche nicht bestätigt.

Im Vergleich verschiedener Präparate erwies sich sowohl in den Gruppen des Behandlungsschemas 1 als auch in den Gruppen nach Behandlungsschema 2 die Serumharnsäure-Senkung der retardierten Präparate I und VI als sehr niedrig, die Präparate II, III, V, VII und VIII waren mäßig wirksam, dagegen schien das Präparat IV relativ stark wirksam zu sein. Die stärkste harnsäuresenkende Wirkung zeigte das Referenzpräparat.

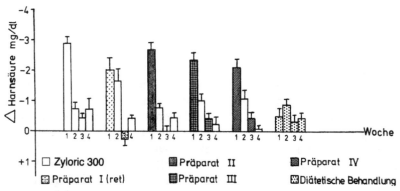

Abb. 18. Graphische Darstellung der mittleren Serumharnsäure-Senkung der Gruppe mit diätetischer Behandlung, der Zyloric 300-Gruppe ohne uricostatische Vorbehandlung und den Behandlungsgruppen nach *Schema 2*, mit Angabe der Standardabweichung des Mittelwertes (SEM)

3.3.3 Vergleich der Serumharnsäure-Senkung verschiedener Versuchsperioden bei gleichem Präparat und gleichem Behandlungsschema der Behandlungsgruppe ohne uricostatische Vorbehandlung

a) Vergleich der 2. Woche zur 1. Woche bei Behandlungsschema 1 und 2

Vergleicht man in den Abb. 17 und 18 die Harnsäure-Senkung jeder Woche in den Behandlungsschemata 1 und 2, so findet man jeweils eine signifikant stärkere Abnahme der Serumharnsäure-Konzentration im Blut in der 1. Woche und eine weniger starke Harnsäuresenkung in der 2. Woche.

Betrachtet man die Daten in der Tabelle 13 und die Grafik der Abb. 16, so findet man die Diskrepanzen der Verhältnisse der Harnsäuresenkung zwischen der 2. und 1. Woche bei beiden Behandlungsschemen in gleicher Weise.

Bei der Behandlungsgruppe der retardierten Präparate I und VI ergibt sich ein Verhältnis der Abnahme des Serumharnsäure-Spiegels zwischen der 1. Woche (Behandlung mit dem Referenzpräparat) und der 2. Woche (Behandlung mit dem Testpräparat) von 13,1:1 (−2,50:−0,19 mg/dl) bzw. 12,6:1 (−2,90:0,23 mg/dl). Die Behandlungsgruppe mit dem Präparat II wies mit 10:1 nach den retardierten Präparaten das schlechteste Verhältnis der Harnsäuresenkung zwischen der 1. und der 2. Woche auf (−3,37:−0,36 mg/dl). Bei diesen absolut etwas höheren Zahlen ist zu berücksichtigen, daß in dieser Gruppe der Ausgangswert der Harnsäure der höchste aller Gruppen war. Die übrigen Behandlungsgruppen zeigen untereinander keine wesentlichen Unterschiede in der Abnahme der Serumharnsäure zwischen 1. und 2. Woche. Das Verhältnis von 1. zu 2. Woche lag stets zwischen 7:1 und 5:1. (Abb. 17, Tab. 13).

Vergleicht man die entsprechenden Daten in den Behandlungsgruppen nach Schema 2 in der Tabelle 14 sowie die Grafiken von Abb. 16 und 18, so ist das Verhältnis der Senkung der Harnsäure im Plasma zwischen 1. und 2. Woche wesentlich geringer als in der Behandlungsgruppe nach Schema 1. Darin kommt die stärkere Wirkung des Referenzpräparates zum Ausdruck. So ergeben die gemessenen arithmetischen Mittelwerte der Harnsäure-Abnahme in der 1. Woche unter Behandlung mit dem Präparat I (ret.) (−1,94 mg/dl) und in der 2. Woche unter der Behandlung mit dem Referenzpräparat (−1,59 mg/dl) ein Verhältnis von 1,2:1. Dies ist ein Ergebnis, das signifikant besser ist als in der gleichen Gruppe nach Schema 1 (Verhältnis 13,1:1).

In den übrigen Behandlungsgruppen liegt das Verhältnis der Harnsäureabnahme zwischen 2:1 und 3,5:1, wobei das beste Verhältnis bei der Gruppe mit dem Präparat IV und das schlechteste Verhältnis bei der Gruppe mit der Präparat-II-Behandlung gefunden wird.

b) Vergleich der 3. Behandlungswoche zur 2. Behandlungswoche bei Behandlungsschema 1 und 2

Vergleicht man in den Abb. 16 und 17 die Harnsäuresenkung zwischen der 3. Woche nach Therapieschema 1 mit der 2. Woche, fällt die stärkere harnsäuresenkende Wirkung des Referenzpräparates in der 3. Woche ins Auge. Am stärksten ist die Harnsäuresenkung in der 3. Woche in der Behandlungsgruppe der retardierten Präparate I und VI, wobei die mittleren Ausgangswerte der Harnsäure-Konzentration Ende der 2. Woche mit ca. 6,50 bzw. 6,0 mg/dl am höchsten liegen. Hier liegt das Verhältnis der Harnsäure-Abnahme zwischen 2. und 3. Behandlungswoche mit 1:7 bzw. 1:3 am schlechtesten (Tabelle 13).

Lediglich wies wiederum die Gruppe mit der Behandlung mit dem Präparat IV ein besseres Verhältnis zwischen der Harnsäure-Abnahme in der 2. und der 3. Woche mit 1:1 auf. Trotzdem ist hier die stärkere harnsäuresenkende Wirkung des Referenzpräparates zu erkennen, da der Ausgangswert der Harnsäure in der 3. Woche niedriger liegt als in der 2. Woche.

Besonders bedeutungsvoll für die Beurteilung der unterschiedlichen Wirksamkeit der Allopurinol-Präparate sind die korrespondierenden Ergebnisse bei den Behandlungsgruppen nach Schema 2, wobei in der 3. Woche wiederum das Testpräparat gegeben wird (Tabelle 14, Abb. 16 und 18). Im Gegensatz zu den Ergebnissen nach dem Behandlungsschema 1 findet sich bei diesem Therapieschema in der 3. Woche gegenüber der 2. Woche eine viel schwächere harnsäuresenkende Wirkung der Testpräparate. Während die Serumharnsäure-Konzentration im Plasma der Behandlungsgruppe nach Therapieschema 1 des Präparates I (ret.) unter der Behandlung mit dem Referenzpräparat in der 3. Woche deutlich sank (−1,31 mg/dl), stieg die Harnsäure-Konzentration in der 3. Woche mit +0,12 mg/dl unter der Therapie mit dem Testpräparat I (ret.) in der Behandlungsgruppe nach Schema 2 sogar an (Tabelle 13 und 14).

Das Präparat II zeigte nach dem Präparat I die schwächste harnsäuresenkende Wirkung. Es führte nämlich in der 3. Woche zu keiner Senkung der Harnsäure (Tabelle 14).

Das Präparat IV und in geringem Maße auch das Präparat III zeigen eine bessere Serumharnsäure-Abnahme in der Behandlungsgruppe nach Schema 2 (−0,42 bzw. −0,31 mg/dl) als die Präparate I und II. Vergleicht man ihr Verhältnis (für Präparat III −0,31: −0,95 = 0,33 bzw. für Präparat IV −0,42: −1,06 = 0,40, Tabelle 14) mit den entsprechenden Verhältniszahlen bei der Behandlung nach Schema 1 in Tabelle 13 (−0,59: −0,49 1,2 bzw. −0,53: −0,58 = 0,92), so ergibt sich wiederum eine wesentlich schwächere harnsäuresenkende Wirkung der Präparate III und IV als die des Referenzpräparates. Offenkundig sind diese Unterschiede schon allein aus der Betrachtung der Abb. 16 und 18.

c) Vergleich der 4. Behandlungswoche zur 3. Behandlungswoche bei Behandlungsschema 1 und 2

Wie aus der Tabelle 13 und 14 sowie Abb. 17 zu ersehen ist, ergibt sich in der Behandlungsgruppe nach Schema 1 unter der Therapie mit dem Testpräparat in der 4. Versuchsperiode eine sehr geringe Abnahme der Serumharnsäure gegenüber der 3. Woche. Mehrfach findet man einen unveränderten

Harnsäurespiegel bzw. bei den Retardpräparaten sogar einen Wiederanstieg der Serumharnsäure-Konzentration im Plasma.

Versucht man die Ergebnisse der jeweiligen Behandlungsgruppen zu analysieren, so bestätigt sich hier wiederum die schwächere harnsäuresenkende Wirkung der retardierten Präparate I und VI mit einem Verhältnis des Harnsäure-Abfalls zwischen der 3. und 4. Woche von ∞ ($-1{,}31 : +0{,}18$ mg/dl) bzw. 30:1 ($-0{,}90 : -0{,}03$ mg/dl).

Eine ähnliche Tendenz beobachtet man bei dem Verhalten in der 4. Woche des Präparates VIII. Hier ist das Verhältnis der 3. Woche zur 4. Woche ebenfalls ∞ ($-0{,}77 : \pm0{,}00$ mg/dl), wobei der mittlere Harnsäure-Ausgangswert in der 4. Woche mit 4,30 mg/dl so niedrig ist, daß eine weitere Harnsäuresenkung mit Signifikanz nicht mehr erwartet werden kann (Tabelle 13).

In den Behandlungsgruppen der übrigen Handelspräparate liegen die Verhältnisse zwischen 1,5:1 und 5:1, wobei hier ebenfalls der niedrige Ausgangswert der Serumharnsäure-Konzentration zu Beginn der 4. Woche berücksichtigt werden muß (Tabelle 13).

Die Auswertung und der Vergleich der korrespondierenden Daten der Harnsäuresenkung (Tabelle 14) und die Grafik von Abb. 18 für die Behandlungsgruppe nach Therapieschema 2 ergeben bei Präparat I eine signifikant stärkere Harnsäure-Senkung unter der Therapie mit dem Referenzpräparat in der 4. Woche als in der 3. Woche.

Ein ähnliches Ergebnis wurde bei der Behandlungsgruppe des Präparates II gefunden. Dagegen war in der Behandlungsgruppe der Präparate III und IV die Harnsäuresenkung durch die Therapie mit dem Referenzpräparat geringer als in der 3. Woche.

Diese Ergebnisse bestätigen die bereits im vorhergehenden Abschnitt erhobenen Befunde. Die schwächste harnsäuresenkende Wirkung lassen die retardierten Präparate erkennen. Außerdem wurde hier eine nur geringgradige harnsäuresenkende Wirkung unter der Behandlung mit dem Präparat II beobachtet. Das beste Verhalten mit der stärksten uricostatischen Wirkung zeigte das Referenzpräparat. Das Präparat IV zeigte ebenfalls eine relativ starke klinische Wirksamkeit.

3.3.4 Vergleich der Serumharnsäure-Senkung verschiedener Behandlungswochen bei gleichem Präparat, bei uricostatisch vorbehandelten Patienten

a) Vergleich der 2. Woche zur 1. Woche

Die arithmetischen Mittelwerte der Serumharnsäure-Senkung in der Tabelle 15 und die graphische Darstellung in der Abb. 19 zeigen, daß es

94

nach einer relativ hohen Abnahme der Serumharnsäure in der 1. Woche zu einem deutlichen Rückgang der absoluten Höhe der Serumharnsäure-Senkung kommt. In der 1. Woche betrug die durchschnittliche Serumharnsäure-Senkung unter der Referenz-Präparat-Therapie −1,00 mg/dl (Schwankungsbreite von −0,77 bis −1,31 mg/dl), wobei die Unterschiede abhängig sind von der Höhe der Ausgangswerte für die Harnsäure. In der 2. Woche lag der mittlere Harnsäure-Abfall unter den 7 Testpräparaten zwischen +0,18 und −0,43 mg/dl. Sie war damit deutlich niedriger als in der 1. Woche.

Mit Ausnahme der Retard-Präparate schwankte das Verhältnis der Harnsäure-Senkung in der 1. zu der 2. Woche zwischen 2,2 und 4,0. Bei Präparat I (ret.) kam es nur zu einer minimalen Harnsäure-Senkung (−0,07) und beim Präparat VI (ret.) zu einem Wiederanstieg. Betrachtet man die jeweiligen Behandlungsgruppen, so erkennt man aus der graphischen Darstellung in Abb. 19 ein ähnliches Verhalten der retardierten Präparate wie bei den Behandlungsgruppen nach Therapieschema 1 und 2 der Patienten ohne uricostatische Vorbehandlung (Abb. 17 und 18).

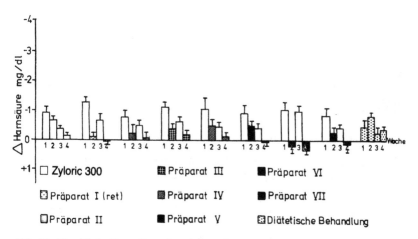

Abb. 19. Graphische Darstellung der mittleren Serum-Harnsäure-Senkung pro Woche in der Gruppe mit diätetischer Behandlung, der Zyloric 300-Gruppe mit uricostatischer Vorbehandlung und der Behandlungsgruppen mit uricostatischer Vorbehandlung. Angabe der Standardabweichung des Mittelwertes (SEM). *Schema 3*

Die stärkste Harnsäuresenkung wiesen in der 2. Woche in diesen Gruppen die Präparate V und IV auf (absolute Harnsäure-Senkung um 0,40 bzw. 0,43 mg/dl und ein Verhältnis der Harnsäuresenkung in der 1. zu der 2. Woche von 2,2 bzw. 2,5).

b) Vergleich der 3. Woche gegenüber der 2. Woche

In der 3. Woche wurde wiederum das Referenzpräparat zur Behandlung gegeben. In der 3. Woche finden sich wieder stärkere Harnsäure-Abfälle in allen Behandlungsgruppen.

Vergleicht man die entsprechenden Daten in der Tabelle 15 und die Grafik der Abb. 19 in der 3. mit der 2. Woche, so ist eine stärkere Harnsäuresenkung in der Behandlungsgruppe der retardierten Präparate I und VI mit $-0,67 \pm 0,19$ mg/dl bzw. $-1,08 \pm 0,22$ mg/dl zu erkennen. Das Verhältnis der Serumharnsäure-Senkung beträgt in der 3. Woche gegenüber der 2. Woche $10:1$ $(-0,67:-0,07$ mg/dl$)$ bzw. ∞ $(-1,08:+0,18$ mg/dl$)$.

Eine ähnliche Tendenz ist bei der Behandlungsgruppe unter der Therapie mit dem Präparat II feststellbar, jedoch nicht so ausgeprägt wie bei retardierten Präparaten. Hier beträgt das Verhältnis der 3. Woche (Referenzpräparat) zur 2. Woche (Testpräparat) $2,2:1$ $(-0,50:-0,23$ mg/dl$)$.

Das gleiche Ergebnis ergibt sich auch bei Präparat III mit einem Verhältnis der 3. Woche zur 2. Woche von $2:1$ $(-0,58$ mg/dl$:-0,29$ mg/dl$)$, dagegen zeigen die Präparate IV und V wiederum eine stärkere harnsäuresenkende Wirkung mit einem Verhältnis von $1:1$ $(-0,43:-0,43$ mg/dl bzw. $-0,40:-0,37$ mg/dl$)$.

Beachtet man den Ausgangswert der Serumharnsäure-Konzentration in der 3. Woche, so findet sich die stärkere Harnsäure-Senkung dort, wo der Ausgangswert am Ende der 2. Woche am höchsten liegt, z. B. in der Behandlungsgruppe der retardierten Präparate I und VI mit 5,80 bzw. 5,70 mg/dl.

c) Vergleich der 4. Woche gegenüber der 3. Woche

Hier scheitert eine zahlenmäßige Aussage, da der Ausgangswert der Serumharnsäure-Konzentration am Ende der 3. Woche bereits im Durchschnitt bei 4,80 mg/dl liegt, also einen Bereich erreicht hat, in dem eine weitere Harnsäure-Senkung mit Signifikanz nicht mehr erwartet werden kann.

Dabei sollte nicht außer acht gelassen werden, daß der Serumharnsäure-Spiegel unter der Behandlung mit den Präparaten I (ret.), VI (ret.) und VII wieder zunimmt. Somit wird hier nochmals die schlechte Wirksamkeit der retardierten Präparate bestätigt.

Man wird wohl als Ergebnis dieses Abschnittes sagen können, daß die Serumharnsäure-Senkung durch das Referenzpräparat signifikant stärker ist als die von anderen Testpräparaten. Das Präparat IV, das sich bisher relativ gut bewährt hat, schneidet auch in dieser Prüfung gut ab. Überraschenderweise wurde auch bei dem Präparat V ähnlich gute Ergebnisse wie beim Präparat IV beobachtet. Die retardierten Präparate I und VI zeigen eine unbefriedigende uricostatische Wirkung.

Tabelle 15. Serumharnsäure-Werte vor, während und nach der Behandlung *nach Schema 3.* Absolute Harnsäure-Senkung während jeder Woche und der Gesamt-Versuchsperiode. Behandlungsgruppen *mit uricostatischer Vorbehandlung.* Angabe des Mittelwertes ($\overline{X}$), des Medianwertes (Med.) und der Standardabweichung des Mittelwertes (SEM) *(Schema 3)*

Behandlungsgruppe 3	HS mg/dl (Anfang)		Δ-HS mg/dl 1. Woche		Δ-HS mg/dl 2. Woche		Δ-HS mg/dl 3. Woche		Δ-HS mg/dl 4. Woche		Σ Δ-HS mg/dl		HS mg/dl (Ende)	
	$\overline{X}$ SEM	Med.	$\overline{X}$ SEM	Med.	$\overline{X}$ SEM	Med.	$\overline{X}$ SEM	Med.	$\overline{X}$ SEM	Med.	$\overline{X}$ SEM	Med.	$\overline{X}$ SEM	Med.
Zyloric 300	6,58 / 0,27	6,60	−0,88 / 0,21	−0,90	−0,69 / 0,12	−0,60	−0,26 / 0,09	−0,20	−0,14 / 0,10	−0,20	−1,93 / 0,21	−2,25	4,66 / 0,18	4,45
Präparat I (ret.)	7,21 / 0,18	7,10	−1,31 / 0,16	−1,30	−0,07 / 0,15	−0,10	−0,67 / 0,19	−0,40	+0,07 / 0,14	+0,15	−2,01 / 0,16	−2,10	5,20 / 0,23	5,20
Präparat II	6,42 / 0,27	6,40	−0,77 / 0,24	−0,80	−0,23 / 0,28	−0,40	−0,50 / 0,18	−0,35	−0,21 / 0,22	−0,20	−1,76 / 0,26	−1,80	4,67 / 0,16	4,60
Präparat III	6,55 / 0,21	6,50	−1,15 / 0,17	−1,30	−0,29 / 0,16	−0,20	−0,58 / 0,16	−0,30	−0,15 / 0,14	−0,10	−2,13 / 0,22	−2,10	4,42 / 0,12	4,40
Präparat IV	6,74 / 0,26	6,85	−1,06 / 0,42	−1,20	−0,43 / 0,21	−0,50	−0,43 / 0,15	−0,30	−0,18 / 0,11	−0,25	−2,08 / 0,40	−2,35	4,68 / 0,29	4,35
Präparat V	6,33 / 0,27	6,00	−0,87 / 0,29	−1,20	−0,40 / 0,15	−0,50	−0,37 / 0,17	−0,50	−0,04 / 0,19	−0,20	−1,57 / 0,36	−1,20	4,77 / 0,20	4,80
Präparat VI (ret.)	6,59 / 0,29	6,80	−1,09 / 0,25	−1,20	+0,18 / 0,18	−0,30	−1,08 / 0,22	−1,15	+0,28 / 0,10	+0,40	−1,82 / 0,26	−1,90	4,78 / 0,22	4,70
Präparat VII	6,19 / 0,36	6,50	−0,82 / 0,30	−0,90	−0,27 / 0,22	−0,30	−0,41 / 0,12	−0,40	+0,07 / 0,23	±0,00	−1,46 / 0,39	−1,45	4,74 / 0,23	4,90

3.3.5 Vergleiche zur Zyloric-300-Gruppe mit oder ohne uricostatische Vorbehandlung unter Zugrundelegung von gleichem Behandlungsschema und gleicher Woche

a) Ein Vergleich der entsprechenden Daten der Serumharnsäure-Senkung in der Tabelle 13 und der graphischen Darstellung in Abb. 17 der 2. Woche der Zyloric-300-Gruppe ohne uricostatische Vorbehandlung und der Gruppe der Testpräparate nach Behandlungsschema 1 zeigt, daß alle getesteten Präparate eine weniger starke Harnsäuresenkung aufweisen als die unter der Behandlung mit dem Referenzpräparat.

Besonders die Präparate I (ret.) und VI (ret.) mit einem durchschnittlichen Abfall der Serumharnsäure-Konzentration um $-0,19$ bzw. $-0,23$ mg/dl zeigen im Vergleich mit der Serumharnsäure-Senkung unter der Therapie mit dem Referenzpräparat mit $-0,73$ mg/dl die schwächste Wirkung mit einem Verhältniss $1:4$ bzw $1:3$.

Eine ähnliche Tendenz erkennt man bei der mittleren Harnsäure-Senkung unter der Behandlung bei dem Präparat II mit einem Verhältnis zum Referenzpräparat von $1:2$ ($-0,36:-0,73$ mg/dl), bei Präparat V mit einem Verhältnis von ebenfalls $1:2$ ($-0,34$ mg/dl$:-0,73$ mg/dl) und VII mit $1:2$ ($-0,40:-0,73$ mg/dl). Die Präparate III, IV und VIII scheinen eine Tendenz zur stärkeren Harnsäure-Senkung zu haben (Tabelle 13).

Vergleicht man die 4. Woche in der Gruppe nach dem Behandlungsschema 1 (Testpräparat) mit der 4. Woche des Referenzpräparates, sind wiederum alle Serumharnsäure-Senkungen unter der Behandlung mit den Testpräparaten geringer als bei der Zyloric-300-Gruppe. Angesichts des niedrigen inzwischen erreichten Serumharnsäure-Niveaus ist ein Vergleich der verschiedenen Testpräparate untereinander mit einer aussagekräftigen Beurteilung nicht mehr möglich.

b) Der Vergleich der mittleren Harnsäuresenkungswerte der 1. Woche der Gruppe nach dem Behandlungsschema 2 (Testpräparat) gegenüber der 1. Woche der Zyloric-300-Gruppe ohne uricostatische Vorbehandlung zeigt wiederum, daß das Referenzpräparat eine stärkere harnsäuresenkende Wirkung mit einem durchschnittlichen Abfall des Serumharnsäure-Spiegels um $-2,79$ mg/dl aufweist. Demgegenüber zeigen die Präparate I (ret.), III und IV mit einer durchschnittlichen Serumharnsäure-Senkung von $-1,94$ bzw. $-2,92$ und $-2,08$ mg/dl eine relativ schwächere uricostatische Wirkung. In der Behandlungsgruppe nach Schema 2 mit dem Präparat II nimmt die Serumharnsäure mit $-2,61$ mg/dl gleich ab wie mit dem Referenzpräparat (Tabelle 14 und Abb. 18).

Betrachtet man die korrespondierenden Daten in der Tabelle 14 und Abb. 18 für die 3. Woche der Gruppe nach Behandlungsschema 2 und die 3. Woche der Zyloric-300-Gruppe ohne uricostatische Vorbehandlung, so findet sich eine statistisch deutlich stärkere Harnsäuresenkung in der Gruppe mit der Zyloric-300-Therapie (−0,43 ±0,13 mg/dl) als in der Gruppe des retardierten Präparates I und des Präparates II mit einem Anstieg des Serumharnsäure-Spiegels (+0,18 ±0,21 mg/dl) bzw. keiner Veränderung des Harnsäure-Spiegels (0,00 ± 0,14 mg/dl). Dies ist umso auffallender, als die Harnsäure-Senkung des Referenzpräparates in der 3. Woche in der Zyloric-300-Gruppe einen besonders niedrigen Wert ausgewiesen hat.

c) Vergleich der 2. Woche der Gruppe unter Therapie mit den Testpräparaten mit uricostatischer Vorbehandlung gegenüber der 2. Woche der entsprechenden Zyloric-300-Gruppe (Tabelle 15, Abb. 19): Bei diesem Vergleich innerhalb der 2. Woche sind alle Serumharnsäure-Senkungen der Gruppe unter Testpräparat-Therapie niedriger als die aus der Vergleichsgruppe. Betrachtet man die jeweiligen Gruppen mit den Testpräparaten untereinander, so sind starke Unterschiede zu erkennen. Signifikante Unterschiede der durchschnittlichen Serumharnsäure-Senkung im Vergleich mit dem Referenzpräparat (Harnsäure-Senkung −0,69 mg/dl) findet man bei den Präparaten I (ret.) und VI (ret.) mit einer Harnsäure-Senkung um −0,07 mg/dl bzw. Harnsäure-Anstieg um +0,18 mg/dl sowie bei den Präparaten II, III und VII, die eine bessere Harnsäuresenkung als die retardierten Präparate aufweisen, aber im Vergleich mit dem Referenzpräparat mit einer mäßigen Harnsäuresenkung schlechter abschneiden.

Demgegenüber beobachtet man bei der Gruppe mit dem Präparat IV und V eine relativ starke Harnsäuresenkung mit −0,43 mg/dl bzw. −0,40 mg/dl (Tabelle 15, Abb. 19).

In der 1. Woche, in der in allen Behandlungsgruppen das Referenzpräparat gegeben wurde, findet sich naturgemäß kein statistisch signifikanter Unterschied. In der 3. Woche, die auf den Einsatz der Testpräparate folgt, finden sich durchgehend höhere durchschnittliche Werte der Harnsäuresenkung als bei der entsprechenden Gruppe nur mit Zyloric-300-Behandlung. Dies ist auch zu erwarten, da unter der uricostatischen Wirkung des besser abschneidenden Referenzpräparates die schlechtere harnsäuresenkende Wirkung der Testpräparat-Therapie in der Vorwoche ausgeglichen wird, während dies in der Kontrollgruppe, die ja stets mit dem Referenzpräparat behandelt wurde, nicht der Fall war.

Als Zusammenfassung kann man sagen, daß die Ergebnisse der vorhergehenden Abschnitte bestätigt wurden. Als am besten wirksames Präparat schneidet hier wiederum das Referenzpräparat ab, am schlechtesten die retardierten Präparate I und VI. Dann folgt eine relativ breite Mittelgruppe, die jedoch differenziert werden kann. Dabei weist das Präparat II unter diesen eine besonders geringe und das Präparat IV eine besonders gute Wirksamkeit auf.

3.3.6 Vergleich der Ergebnisse der Kontroll- und Behandlungsgruppen unter Berücksichtigung der allein diätetisch bedingten Harnsäuresenkung

a) Wie oben erwähnt, ist durch die diätetische Behandlung und die Gewichtsreduktion innerhalb von 28 Tagen ein Abfall der Serumharnsäure-Konzentration von 2,01 mg/dl zu erwarten. Korrigiert man die mittlere Harnsäure-Senkung innerhalb der Wochen der Kontroll- und Behandlungsgruppen um die entsprechenden Daten der Gruppe mit diätetischer Behandlung, so findet sich eine gewisse Parallelität zu den Ergebnissen der unkorrigierten Daten, die sich in den absoluten Zahlen der Tabelle 16 für die Behandlungsgruppen nach Schema 1, in Tabelle 17 für die Behandlungsgruppen nach Schema 2 und in Tabelle 18 für die Behandlungsgruppen nach Schema 3 widerspiegelt.

Die korrigierten Daten der Serumharnsäure-Senkung in der 1. Woche für die Behandlungsgruppen nach Schema 1 (Referenzpräparat) ergaben einen durchschnittlichen Abfall des Serumharnsäure-Spiegels durch die medikamentöse Therapie um −2,38 mg/dl (Schwankungsbreite zwischen −2,02 und −2,84 mg/dl), in der 2. Woche (Testpräparat) um +0,43 mg/dl (Schwankungsbreite +0,08 bis +0,62 mg/dl). Hier muß man den stärkeren Abfall der Serumharnsäure-Konzentration in der 2. Woche unter der diätetischen Behandlung im Vergleich mit der der 1. Woche berücksichtigen (Tabelle 16). In der 3. Woche wurde wiederum ein Abfall der Serumharnsäure unter der Referenzpräparat-Therapie um durchschnittlich −0,45 mg/dl (Schwankungsbreite zwischen −0,17 und −1,05 mg/dl) und in der 4. Woche ein

Tabelle 16. Die arithmetischen Mittelwerte der Serumharnsäure-Senkung pro Woche. Behandlungsgruppen *nach Schema 1*, um die korrespondierenden Daten der Gruppe mit diätetischer Behandlung korrigiert

Behandlungsgruppe 1	Δ-HS mg/dl 1. Woche	Δ-HS mg/dl 2. Woche	Δ-HS mg/dl 3. Woche	Δ-HS mg/dl 4. Woche
Diätetische Behandlung	− 0,48	− 0,81	− 0,26	− 0,41
Zyloric 300	− 2,31	+ 0,08	− 0,17	− 0,31
Präparat I (ret.)	− 2,02	+ 0,62	− 1,05	+ 0,59
Präparat II	− 3,09	+ 0,45	− 0,17	+ 0,13
Präparat III	− 2,76	+ 0,32	− 0,33	+ 0,17
Präparat IV	− 2,55	+ 0,23	− 0,27	+ 0,30
Präparat V	− 2,32	+ 0,47	− 0,32	− 0,07
Präparat VI (ret.)	− 2,42	+ 0,58	− 0,64	+ 0,38
Präparat VII	− 2,63	+ 0,41	− 0,34	+ 0,07
Präparat VIII	− 2,51	+ 0,34	− 0,51	+ 0,41

Tabelle 17. Die arithmetischen Mittelwerte der Serumharnsäure-Senkung pro Woche. Behandlungsgruppen nach *Therapie-Schema 2*, um die korrespondierenden Daten der Gruppe mit diätetischer Behandlung korrigiert

Behandlungsgruppe 2	Δ-HS mg/dl 1. Woche	Δ-HS mg/dl 2. Woche	Δ-HS mg/dl 3. Woche	Δ-HS mg/dl 4. Woche
Diätetische Behandlung	− 0,48	− 0,81	− 0,26	− 0,41
Zyloric 300	− 2,31	+ 0,08	− 0,17	− 0,31
Präparat I (ret.)	− 1,46	− 0,71	+ 0,38	+ 0,01
Präparat II	− 2,13	+ 0,06	+ 0,26	− 0,04
Präparat III	− 1,81	− 0,14	− 0,05	+ 0,24
Präparat IV	− 1,60	− 0,25	− 0,16	+ 0,35

Tabelle 18. Die arithmetischen Mittelwerte der Serumharnsäure-Senkung pro Woche. Behandlungsgruppen mit *uricostatischer Vorbehandlung,* um die korrespondierenden Daten der Gruppe mit diätetischer Behandlung korrigiert *(Schema 3)*

Behandlungsgruppe 3	Δ-HS mg/dl 1. Woche	Δ-HS mg/dl 2. Woche	Δ-HS mg/dl 3. Woche	Δ mg/dl 4. Woche
Diätetische Behandlung	− 0,48	− 0,81	− 0,26	− 0,41
Zyloric 300	− 0,40	+ 0,12	± 0,00	+ 0,27
Präparat I (ret.)	− 0,83	+ 0,74	− 0,41	+ 0,48
Präparat II	− 0,29	+ 0,58	− 0,24	+ 0,20
Präparat III	− 0,67	+ 0,52	− 0,32	+ 0,26
Präparat IV	− 0,58	+ 0,38	− 0,17	+ 0,23
Präparat V	− 0,38	+ 0,41	− 0,11	+ 0,37
Präparat VI (ret.)	− 0,61	+ 0,62	− 0,82	+ 0,69
Präparat VII	− 0,34	+ 0,54	− 0,15	+ 0,48

Harnsäure-Anstieg unter den meisten Testpräparaten um +0,25 mg/dl (Schwankungsbreite zwischen −0,07 und +0,59 mg/dl) beobachtet, wobei hier wegen der niedrigen Ausgangswerte der Serumharnsäure-Konzentration Ende der 3. Woche die Ergebnisse mit Vorsicht zu bewerten sind.

b) Ein Vergleich der korrigierten Daten der Gruppen nach Schema 2 (Tabelle 17) mit den entsprechenden Daten der Gruppen nach Schema 1 zeigt während der 1. Woche eine stärkere Harnsäure-Senkung bei den Patienten-Gruppen nach Schema 1 als bei den Patienten-Gruppen nach Schema 2. Der korrigierte Durchschnittswert für die Harnsäuresenkung durch medikamentöse Therapie bei der Behandlung nach Schema 2 lag bei −1,86 mg/dl (Schwankungsbreite zwischen 1,46 und −2,31 mg/dl). In der 2. Woche der Behandlung nach Schema 2, in der wieder das Referenzpräparat gegeben wurde, erkennt man eine weitere Harnsäure-Senkung bzw. einen fast unveränderten Serumharnsäure-Spiegel. Die Ergebnisse sind im Vergleich mit der 2. Woche der Behandlung nach Schema 1 (Testpräparat) signifikant besser (vgl. Tabelle 16 und 17). Eine ähnliche Tendenz wird beim Vergleich der korrigierten Werte der Behandlungen nach Schema 1 mit den entsprechenden Daten für die Gruppen nach Schema 2 innerhalb der 3. Woche gefunden, wobei man hier die relativ gute Wirksamkeit des Präparates IV erwähnen muß.

In der 4. Woche ist wegen der niedrigen Ausgangswerte der Serumharnsäure-Konzentration Ende der 3. Woche das Ergebnis nicht aussagekräftig.

c) Vergleicht man die korrigierten Daten zwischen den Behandlungsgruppen mit uricostatischer Vorbehandlung, so findet man eine relativ hohe Harnsäure-Senkung in der 1. Woche und einen Rückgang der absoluten Höhe der Harnsäure-Senkung mit einem Wiederanstieg des Serumharnsäure-Spiegels in der 2. Woche.

Es ist auffällig, daß die Harnsäure-Senkung in der 1. Woche dieser Behandlungsgruppe höher ausfällt als die unter Diät allein beobachtete Senkung in der 1. Woche. Dies könnten wir z. T. durch Alkoholgenuß in der Zeit vor der Aufnahme, der während der Behandlung nicht mehr fortgesetzt wurde, oder durch stärkere Gewichtsreduktion in der 1. Woche erklären. Auf diese Weise könnte man auch die zeitweise auftretenden Diskrepanzen der Serumharnsäure-Senkung in der 1. Woche unter der Behandlung mit dem Referenzpräparat bzw. Präparat IV erklären (vgl. Tabelle 13 und 14).

Bei dem Vergleich der korrigierten Daten der Behandlungsgruppe mit Diät alleine ergibt sich für das Präparat I (ret.), VI (ret.) und II eine sehr schwache uricostatische Wirkung, für das Präparat IV eine relativ bessere Wirkung. Das Referenzpräparat schneidet am besten ab.

4 Diskussion

4.1 Alter – Übergewicht – Serumharnsäure-Konzentration

Die von Babucke und Mertz [2] beschriebene Abhängigkeit der Hyperurik-ämie vom Lebensalter sowie die zeitliche Vorverlagerung des Hyperurik-ämiegipfels um zwei Jahrzehnte gegenüber früheren Erkenntnissen [226] und die von Matzkies [155] sowie von Thiele [230] beschriebene Zunahme der Serumharnsäure-Konzentration bei Frauen mit steigendem Alter reicht zur Erklärung der erhöhten Harnsäurewerte bei gleichzeitiger Adipositas nicht aus. Denn die Aufschlüsselung unseres Patientenkollektivs ohne uri-costatische Vorbehandlung (Tabelle 12) zeigte keine Unterschiede in den jeweiligen Altersklassen. Lediglich war der relative Anteil der Hyperurik-ämiker mit 60,1% des Kollektivs in der Altersklasse zwischen 30 und 49 Jahren größer als der entsprechende Anteil der Altersklasse 50–66 Jahre mit 33,8% des Kollektivs (Verhältnis 1,8:1). Offenbar handelt es sich hier-bei um eine Folge der inzwischen länger bestehenden zivilationsschädlichen Einflüssen der industrialisierten Überflußgesellschaft und somit um eine zeitlich frühere Entstehung der Hyperurikämie.

Folge dieser Umweltfaktoren ist auch das Zusammentreffen von Überge-wicht und Hyperurikämie. Ewald und Rövenich [51] konnten einen Zusam-menhang zwischen Alter und Übergewicht bestätigen, d. h. mit zunehmen-dem Übergewicht nimmt der Altersdurchschnitt ab. In unserem Patienten-kollektiv liegt der absolute Anteil der übergewichtigen Probanden in der Altersklasse zwischen 30 und 49 Jahren (169 von 296 Probanden, 57,5% des Kollektivs) höher als der Anteil in der Altersklasse der 50–66jährigen bzw. 15–29jährigen (109 bzw. 16 von 294 Probanden, also 37,1% bzw. 5,4% (Tabelle 11).

Als ein Teilergebnis dieser Arbeit wurde der enge Zusammenhang Über-gewicht und Hyperurikämie bestätigt. Einige Autoren [2, 50, 51, 91, 177] fanden auch Zusammenhänge zwischen ansteigendem Übergewicht und Serumharnsäure-Spiegel. Den wahren Mechanismus der Beziehung konn-ten sie aber nicht erklären. Man glaubt, daß Übergewicht der erste Faktor und die Hyperurikämie die Folge davon sei, wobei auch noch die exogene Purinzufuhr zu diskutieren ist, da nachgewiesen wurde, daß eine entspre-chende Diät auch zu einer Senkung der Serumharnsäure um durchschnitt-lich 1,0 mg/dl [177] bzw. eine purinreiche Diät zu einem Anstieg der Harn-säure [152, 187, 254] geführt hat.

4.2 Hyperurikämie –
diätetische Behandlung und Gewichtsreduktion

Bei der Behandlung der Hyperurikämie kann die Diät eine wichtige Rolle spielen. Theoretisch kann sie in nahezu allen Fällen die Arzneimittel-Therapie voll ersetzen. Jedoch sind entsprechende Diäten einschneidend. Unter purinfreier Formeldiät fällt sowohl beim Gesunden als auch beim Hyperurikämiker die Serumharnsäure und auch die renale Harnsäureausscheidung ab [140, 152, 211, 216, 267]. Eine purinfreie Formeldiät ist beim Hyperurikämiker leider sehr schwer einzusetzen.

Wolfram [243] vertritt die Meinung, daß eine Hyperurikämie bis 9 mg/dl ohne klinische Komplikationen, also auch ohne Gichtniere, zunächst nur mit einer purinarmen Diät allein behandelt werden sollte und damit eine Senkung des erhöhten Harnsäurespiegels um 1,0 mg/dl erreicht werden kann. Bei 18 Probanden, die eine durchschnittliche Hyperurikämie um 8,83 mg/dl bei Aufnahme aufwiesen und allein mit Diät behandelt wurden, konnten wir den Serumharnsäurespiegel auf 6,82 mg/dl reduzieren und damit eine Harnsäure-Senkung von 2,01 mg/dl erreichen. Dieses günstige Ergebnis kann man einmal durch die purinarme Diät und zum anderen durch den Gewichtsverlust (mittlere Gewichtsreduktion −7,8 kg) erklären. Nichols und Scott [177] fanden bei 15 übergewichtigen Patienten nach einem Gewichtsverlust zwischen 4 und 18% des Ausgangsgewichtes einen durchschnittlichen Serumharnsäure-Abfall von 7,0 auf 6,2 mg/dl, d. h. −0,8 mg/dl. Unsere Ergebnisse werden durch diese Befunde bestätigt.

4.3 Auslaßversuch von Allopurinol-Therapie

Um eine Überlagerung der Medikamentenwirkung von der ersten Versuchsperiode nach Absetzen des Medikaments in der zweiten Versuchsperiode auszuschließen, führten wir einen Auslaßversuch von Allopurinol-Therapie bei uricostatisch und nicht uricostatisch vorbehandelten Patienten durch.

Nach einer Behandlung mit Zyloric 300 der Probanden mit oder ohne uricostatischer Vorbehandlung ergab sich ein Abfall der Serumharnsäure-Konzentration auf 5,35 bzw. 5,55 mg/dl. Eine Woche nach Beendigung der Allopurinol-Therapie stiegen die Harnsäurewerte zu den Werten zu Beginn der Therapie an. Loebl und Scott [133] fanden bei 33 Probanden unter einer

Behandlung mit Allopurinol über einen Zeitraum von ca. 90 Wochen einen Abfall der Serumharnsäure von 8,5 auf 5,5 mg/dl. Nach Absetzen der Allopurinol-Therapie erfolgte wiederum ein Harnsäureanstieg durchschnittlich auf 8,8 mg/dl innerhalb von einer Woche. Danach wurde bis zur 10. Woche nach Absetzen kein weiterer Anstieg der Serumharnsäure-Konzentration beobachtet.

Hajzok et al. [90] beobachtete bei 11 Probanden nach einer 14tägigen Allopurinol-Therapie von 200 bis 400 mg eine Harnsäuresenkung von 10,4 auf 6,0 mg/dl. Eine Woche nach Absetzen des Allopurinols stieg die Serumharnsäure-Konzentration signifikant an. Unsere Ergebnisse, die wir durch den Auslaßversuch erzielten, stimmen mit den oben genannten Ergebnissen überein.

Dagegen beobachteten Honetz und Kotzaurek [104] bei einem Hyperurikämiker mit Gelenkbeschwerden und chronischer Polyarthritis nach Absetzen der Allopurinol-Therapie einen verzögerten Anstieg der Serumharnsäure (nach 3 Wochen) von 3,5 auf 11,9 mg/dl. Dies ist durch die schwere Einschränkung der Nierenfunktion erklärt. Wie Elion et al. [40] zeigen konnten, stehen die Oxypurinol-Plasma-Spiegel-Werte und die Oxypurinol-Clearance deutlich mit den Nierenfunktionsparametern in Beziehung, d. h. bei schwerer Einschränkung der Nierenfunktion (Kreatinin-Clearance 2,6 ml/Min.) steigen die Oxypurinol-Werte auf das ca. 6fache der Normwerte an. Im Fall der Niereninsuffizienz, den Honetz und Kotzaurek aufzeigten, wurden nach Absetzen des Allopurinols durch die eingeschränkte Oxypurinol-Clearance und somit der längeren Plasma-Eliminations-Halbwertzeit des Oxypurinols eine Langzeitwirkung des Allopurinols bzw. des Oxypurinols erreicht. Dies erklärt auch den starken Abfall der Serumharnsäure von 9,8 mg/dl vor Allopurinol-Behandlung auf 3,5 mg/dl.

4.4 Behandlung der Hyperurikämie mit verschiedenen Allopurinol-Präparaten

Allopurinol wird seit Jahren in der Behandlung der Hyperurikämie verwendet. Zahlreiche Untersuchungen unterstreichen die Wirksamkeit des Allopurinols durch Hemmung der Xanthin-Oxydase bei Hyperurikämie, Gicht und Harnsäure-Nephrolithiasis [14, 17, 45, 46, 55, 104, 106, 121, 173, 185, 190, 198, 211, 234, 244].

Es hat sich zuletzt gezeigt, daß zwischen der therapeutischen Wirksamkeit von Allopurinol in Form einer Einzeldosis und in Form verteilter Dosen kein Unterschied besteht [zit. nach 107, 226].

Ellion [39] fand eine Plasma-Eliminations-Halbwertzeit von Allopurinol von etwa 30 Stunden, Walter-Sack [239] beobachtete eine Plasma Eliminations-Halbwertzeit des Oxypurinols von 42,65 Stunden.

Aufgrund der langen Halbwertzeit des Oxypurinols schien auch eine Retardierung von Allopurinol nicht erforderlich, zumal nachgewiesen war, daß zwischen der dreimaligen und der einmaligen Gabe kein Unterschied im pharmakokinetischen Effekt des Allopurinols erzielt werden konnte.

Erstmals wurden von Steinbach und Möller [175, 221] erhebliche Unterschiede der Tabletten-Zerfallszeit und dem Freisetzungsverhalten nicht nur zwischen den retardierten Allopurinol-Präparaten, sondern auch zwischen den Allopurinol-Präparaten mit üblicher galenischer Zubereitung festgestellt. Walter-Sack [239] und zuletzt Jäger [107] fanden heraus, daß unter Verabreichung der Retard-Allopurinol-Präparation alle Oxypurinol-Spiegel signifikant niedriger als bei den Präparaten mit üblicher galenischer Zubereitung lagen. Dies ist wahrscheinlich darauf zurückzuführen, daß Allopurinol aus dem Retard-Präparat nicht quantitativ freigesetzt wird. Diese Befunde stimmen mit den Beobachtungen von Gröbner et al. [89] überein, der unter Zufuhr von Allopurinol in üblicher Zubereitung eine größere Wirkung auf die Serumharnsäure sowie auf die renale Harnsäure- und Orotsäure-Ausscheidung fand, als unter Gabe einer gleichen Dosis von Allopurinol in einer Zubereitung mit verzögerter Resorption.

In unserer Studie wurde die klinische Wirksamkeit verschiedener Allopurinol-Präparate untersucht. Pharmakodynamische und pharmakokinetische Parameter wurden nicht untersucht. Da bereits eine Abhängigkeit der Serumharnsäure-Senkung vom Ausgangswert der Serumharnsäure-Konzentration und der Dosierung von Allopurinol [173] bekannt ist, wobei klinische Erfahrungen zeigten, daß die Gabe von 300 mg Allopurinol pro Tag in den meisten Fällen zu einer Normalisierung erhöhter Harnsäurewerte ausreicht, wurde hier die 300-mg-Dosierung benutzt.

Die mit dem Referenzpräparat (Zyloric 300) behandelten Hyperurikämiker sprachen ohne Ausnahme sehr gut auf das Medikament an. Bei den Patienten ohne uricostatische Vorbehandlung konnten wir mit der Zyloric-300-Behandlung, Diät und einer Gewichtsreduktion um 9,1 kg eine Serumharnsäure-Senkung um 4,3 mg/dl erreichen. Die Serumharnsäure-Konzentration fiel nach 28 Tagen von 8,8 auf 4,6 mg/dl ab. Schon in der 1. Behandlungswoche wurde der obere Normbereich des Serumharnsäure-Spiegels erreicht, nach 14tägiger Behandlung lag die Serum-Harnsäure bei 5,3 mg/dl.

Radtke und Schoeppe [185] beobachteten bei 38 Probanden (21 Männer und 17 Frauen, Durchschnittsalter 44 Jahre) aus der Nephrologischen Ambulanz der Universitätsklinik Frankfurt/Main nach 12-wöchiger Behandlung mit Zyloric 300 eine Senkung der Serumharnsäure-Konzentration auf durchschnittlich 7,4 mg/dl (Schwankungsbreite 4,6 bis 15,6 mg/dl).

Diese Diskrepanz zwischen unseren Ergebnissen und den Befunden von Radtke und Schoeppe könnte durch eine purinreiche Diät während der Behandlung und die Fortsetzung des Alkoholgenusses auch während der Versuchsperioden erklärt werden. Dafür spricht auch der Anstieg der Triglyzerid-Werte von 309 mg/dl vor der Versuchsperiode auf 439 mg/dl während der uricostatischen Behandlung. Als weitere Erklärung käme auch die bekannte höhere Serumharnsäure-Konzentration bei den Patientinnen nach der Menopause [91, 145, 208, 245] in Betracht. Vor allem aber handelt es sich bei diesen Patienten um Nierenkranke mit erhöhtem Kreatinin-Wert im Blut. Sie stellen somit kein Vergleichskollektiv dar.

Bei einem Vergleich der uricostatischen Wirkung des Referenzpräparates mit den Testpräparaten fällt die statistisch signifikant niedrigere harnsäuresenkende Wirkung der retardierten Präparate I und VI in allen Wochen, in denen das Präparat I und VI gegeben wurde, ins Auge. Unsere Befunde stimmen mit den Ergebnissen von Gröbner et al. [89] überein. Gröbner et al. beobachtete bei 5 jungen gesunden Versuchspersonen unter einer isokalorischen, purinfreien Formeldiät nach Verabreichung von Allopurinol in üblicher galenischer Zubereitung [Zyloric 300] eine größere Wirkung auf die Serumharnsäure-Konzentration sowie die renale Harnsäure- und Orotsäure-Ausscheidung als unter Gabe einer gleichen Dosis von Allopurinol in einer galenischen Zubereitung mit verzögerter Resorption. Dies ist wahrscheinlich darauf zurückzuführen, daß Allopurinol aus den retardierten Präparaten nicht quantitativ freigesetzt wird. Unsere Vermutungen werden von Steinbach und Möller [175, 221] und Jäger et al. [107] bestätigt. Steinbach und Möller [175, 221] beobachteten Schwankungen in der Freisetzung von Einzeldosis zu Einzeldosis in den Retardpräparaten in vitro sowie hohe Restmengen an nicht freigesetztem Arzneistoff.

Diese Ergebnisse wurden in vivo von Gröbner et al. [89], Walter-Sack et al. [239] und Jäger et al. [107] bestätigt. Die Autoren fanden die relative Bioverfügbarkeit der Retardpräparate signifikant geringer als die der Allopurinol-Präparate (bei 89 und 239 Zyloric 300) mit üblicher galenischer Zubereitung.

Als Zusammenfassung der Ergebnisse läßt sich sagen, daß eine Retardierung der allopurinolhaltigen Fertigarzneimittel nicht notwendig erscheint, zumal auch keine Publikation vorliegt, die eine Überlegenheit von retardierten Allopurinol-Präparaten in pharmakokinetischer, pharmakodynamischer und klinischer Wirksamkeit irgendwie nachweisen würde.

Nachdem Unterschiede in der Tabletten-Zerfallzeit und im Freisetzungsverhalten nicht nur bei retardierten Allopurinol-Handelspräparaten, sondern auch bei Präparaten mit üblicher galenischer Zubereitung [175] gefunden waren, sahen wir dadurch unsere klinische Beobachtung einer unterschiedlichen Wirkung handelsüblicher Allopurinol-Präparate bestätigt.

Auch wir konnten starke Unterschiede zwischen den Testpräparaten auf den erwünschten klinischen Effekt feststellen. Das Präparat II zeigt eine geringe harnsäuresenkende Wirkung, die zwar besser ist als die Wirkung der retardierten Präparate, aber signifikant schwächer als die des Referenzpräparates.

Darauf folgt eine größere mittlere Gruppe mit den Präparaten III, V, VII und VIII mit einer mäßig starken harnsäuresenkenden Wirkung. Demgegenüber zeigt das Präparat IV eine relativ gute klinische Wirkung auf die Serumharnsäure-Konzentration, die schwächer als die uricostatische Wirkung des Referenzpräparates ist, aber doch stärker als die der anderen Testpräparate. Jäger et al. [107] haben bei einem unserer Testpräparate mit üblicher galenischer Zubereitung, das bei unserer Studie eine schwache uricostatische Wirkung zeigte, im Vergleich mit dem Referenzpräparat keinen signifikanten Unterschied in der Bioverfügbarkeit und der prozentualen Senkung der Serumharnsäure in der Aufsättigungsphase gefunden. Diese Ergebnisse widersprechen unseren Befunden sowie den Befunden in vitro von Steinbach und Möller. Aus diesen zum Teil widersprüchlichen Aussagen läßt sich folgern, daß bei einer fehlenden signifikanten Korrelation zwischen Bioverfügbarkeit und pharmakodynamischem Effekt der Harnsäuresenkung im Serum die therapeutische Wirksamkeit in Klinik und Praxis ein genaueres Maß für die tatsächliche Wirkung der Allopurinol-Fertigpräparate darstellt als die Messung pharmakodynamischer und pharmakokinetischer Effekte. Dafür spricht auch, daß Jäger bei den o. g. Untersuchungen bei einem der retardierten Präparate mit geringster Bioverfügbarkeit eine prozentuale Serumharnsäure-Senkung in der Aufsättigungsphase mit 29,1% fand, die keinen signifikanten Unterschied von denen der Präparate I und II (mit üblicher Zubereitung) mit 28,4% bzw. 30,9% aufwies.

Die Befunde von Radtke und Schoeppe [185] scheinen ebenfalls unseren Ergebnissen zu widersprechen. Sie fanden bei einem Kollektiv von 38 Patienten (21 Männer und 17 Frauen) nach einer 12wöchigen Behandlung mit Cross-over-Schema mit Zyloric 300 und einem Allopurinol-300-Handelspräparat, das in unserer Studie eine mäßig starke therapeutische Wirkung zeigte, keine statistisch signifikanten Unterschiede in der pharmakologischen Wirkung auf die Serumharnsäure. Es handelt sich hier aber um Patienten mit Niereninsuffizienz. Der mittlere Serum-Kreatininwert schwankte zwischen 3,9 und 4,2 mg/dl, Serum-Harnstoff zwischen 90,4 und 106,4 mg/dl. Wie Elion et al. [40] zeigen konnten, steht der Oxypurinol-Plasma-Spiegel deutlich mit den Nierenfunktionsparametern in Beziehung; sie beobachteten bei schwerer Nierenfunktionseinschränkung einen Anstieg des Oxypurinol-Spiegels auf das ca. 6fache der Normwerte. Niereninsuffizienz-Patienten sind deshalb für einen generellen Vergleich der Wirksamkeit von Allopurinol-Präparaten nicht geeignet. Mertz und Loewer [173] fanden eine Abhängigkeit der harnsäuresenkenden Wirkung von Allopurinol von der Höhe des Ausgangsniveaus der Serumharnsäure-Konzentration und der Höhe der Dosierung. Dies und die Befunde von Elion et al. erklären den scheinbaren Widerspruch unserer Ergebnisse mit denen von Radtke und Schoeppe. Bei Niereninsuffizienz steigt der Oxypurinol-Spiegel an, und die Plasma-Eliminations-Halbwertzeit des Oxypurinols ist länger als bei Gesunden. Die therapeutische Wirkung des Allopurinols ist stärker als bei Probanden mit normaler Nierenfunktion.

5 Zusammenfassung

In der vorliegenden Arbeit wird über die Prüfung der klinischen Wirksamkeit von 9 verschiedenen Allopurinol-Präparaten auf die Harnsäurekonzentration im Serum berichtet.

Als Probanden dienten 294 übergewichtige männliche Hyperurikämiker ohne Gichtzeichen aus unserer Klinik, die blind und völlig zufällig den Präparate-Gruppen zugeteilt wurden. Die in allen für die Beurteilung wesentlichen Punkten durchgeführte Beschreibung des Patienten-Kollektivs zeigte völlige Homogenität aller Gruppen. Die Versuchsanordnung war die einer gedoppelten Cross-over-Studie (A – B – A – B, B – A – B – A).

Als Ergebnis kann festgestellt werden:

1. Bei einer Hyperurikämie ohne klinische Manifestationen der Arthritis urica und einem Serumharnsäure-Spiegel über 8,0 mg/dl ist eine alleinige Reduktionskost in der Lage, die Serumharnsäure-Konzentration in den oberen Normbereich zu senken. Während 4 Wochen kann zugleich mit einer Gewichtsreduktion um 7 bis 9 kg eine Senkung des Harnsäurespiegels um 2 mg/dl erzielt werden.

2. Nach Beendigung einer Allopurinol-Therapie steigen die Serumharnsäure-Werte innerhalb einer Woche, unabhängig von der Dauer der uricostatischen Behandlung, wieder zu den Werten vor Beginn der Therapie an. Störende Wirkungsüberhänge bestehen bei einer Behandlungsperiode von 7 Tagen nicht.

3. Bei kombiniert diätetischer und uricostatischer Behandlung kann man die Serumharnsäurewerte um weitere 2 bis 3 mg/dl senken.

4. Es wurden 9 verschiedene Allopurinol-Präparate im Cross-over-Versuch in ihrer Wirksamkeit geprüft und miteinander verglichen. Eines der Handelspräparate diente dabei als Standard.

5. Die Retardierung der Allopurinol-Präparate erscheint ungünstig, da sich die Retardpräparate in unserer Studie als am wenigsten wirksam erwiesen.

6. Als wirksamstes Präparat erwies sich das Referenzpräparat (Zyloric 300).

7. Bei den geprüften Präparaten mit der üblichen galenischen Zubereitung wurden starke Unterschiede der therapeutischen Wirksamkeit auf die Hyperurikämie gefunden. Als wenig wirksam schneidet das Präparat II ab. Seine therapeutische Wirksamkeit ist zwar besser als die der retar-

dierten Präparate, jedoch deutlich schlechter als die des Referenzpräparates. Dann folgt eine relativ breite Mittelgruppe mit den Präparaten V, VII, VIII und III (annähernd nach zunehmender Wirksamkeit gruppiert). Das Präparat IV weist eine relativ gute harnsäuresenkende Wirkung auf.

8. Besonders wichtig erscheint die unterschiedliche Wirksamkeit der Allopurinol-Handelspräparate jedoch deshalb, weil dieses Mittel besonders häufig verordnet wird. Die von verschiedenen Seiten ausgesprochene Empfehlung, das jeweils billigste Präparat mit gleichem Inhaltsstoff und gleicher Dosierung zu wählen, erweist sich angesichts der beträchtlichen Wirkungsunterschiede als unangemessen.

6 Literatur

1. Arnold WJ, Simmons RA (1980) Clinical variability of the gouty diathesis. Adv Esp Med Biol 122b, 39–46
2. Babucke G, Mertz DP (1974) Häufigkeit der primären Hyperuricaemie unter ambulanten Patienten. MMW 116, 875–880
3. Banholzer P, Gröbner W, Zöllner N (1980a) Der Einfluß von Purinen sowie Allopurinol auf den Pyrimidinstoffwechsel in menschlichen Lymphoblastenkulturen. Verh Dtsch Ges Inn Med 86 (im Druck)
4. Bartels EC (1966) Allopurinol (xanthin oxydase inhibitor) in the treatment of resistant gout. Amer Med Ass 198, 708
5. Becker MA, Argubright KI, Seegmiller JE (Nov–Dez 1975) Effects of oxipurinol on pyrimidine nucleotide synthesisin human lymphoblasts. Arthr Rheum 18, 871–876 (Suppl)
6. Becker MA, Seegmiller JE (Nov–Dez 1975) Recent andvances in The indentification of enzyme abnormalities underlying exsessive purine synthesis in man. Arthr Rheum 18, 687–693 (Suppl)
7. Benedict JD, Roche M, Yü TF, Bien EJ, Gutman JD, De Witt Stetten Jr (1952) Imorporation of glycine Nitrogen in to uric acidin normal and gouty man. Metabolism 1, 3–12
8. Berens DL (1978) Roentgenographie changes in gout. Postgrad Med 63, 154–161
9. Bianchi R, Vitali C, Clerino A, Pilo A, Riente L, Fusani L and Mariani G (1979) Uric acid metabolism in normal subjects and in gouty patients by chromatographie measurement of ^{14}C-Uricacid in plasma and urine. Metabolism 28, 1105–1113
10. Bluestone R, Klinenberg J, Lee KI (1980) Benzbromarone as al lon-term uricosuric agent. Adv Exp Med Biol 122a, 283–286
11. Böhmer R (1978) Klinisch-chemische Diagnostik bei Störungen des Harnsäurestoffwechsels. ZFA 54, 1482–1486
12. Böhlau V, Schildwächter G, Böhlau E (1973) Risikofaktor Hyperuricaemie. Therapiewoche 23, 3296–3298
13. Böttcher W (1980) Steinleiden: Diagnostik und Therapie (Medica 80). MMW 122, 1791
14. Böwering R (1974) Zur medikamentösen Rezidivprophylaxe der klinischen Urolithiasis. MMW 116, 11–14
15. Boss GR, Seegmiller JE (1979) Hyperuricemia and gout. New Engl J Med 380, 1459–1468
16. Bresnik W, Müller MM (1974) Erfahrungen bei der Langzeittherapie mit Benzbromaronum. Wien klin W'schr 80, 283–287
17. Bressel M (1972) Klinik und Therapie des Harnsteinleidens. Therapiewoche 11/72, 894–904
18. Briney WG, Ogden D, Bartholomew B, Smyth C (1975) The influence of Allopurinol on renal funktion in gout. Arthr Rheum 18, 877–881, Nov–Dez (Suppl)
19. Bröll H (1981) Felden bei akuter Gicht. Therapiewoche 31, 2974
20. Brown M, Bye A (1977) The determination of allopurinol and oxipurinol in human plasma and urine. 5. Chrom 143, 195–202

21. Burgwedel UH (1980) Die biochemischen Grundlagen der Gichtbehandlung mit Allopurinol. Dtsch Apoth Ztung, 120 Jg, 411–413
22. Burmeister H, Schneider J, Schmidt U, Ruiz-Torres A (1976) Zur Pathogenese der Hyperuricaemie durch Entfettung. Verh Dtsch Ges Inn Med 82, 885–888
23. Canoso JJ, Yood RA (1979) Acute gouty Bursitis: report of 15 cases. Ann Rheum Dis 38, 326–328
24. Carson DA, Seegmiller JE (1977) Relationsship of adenosine and nucleoside phosphorylase deficiency to immunodeficiencey. Arthr Rheum 20, 235–238 (Suppl)
25. Cassidy M, Gregory MC, Harley EH (1980) Primary overproduction of urate caused by a partial deficiency of hypoxanthine-guanine phosphoribosyltransferase. S A Med J 57, 948–950
26. Chan HL, Ku G, Khoo OT (1977) Allopurinol associated hypersensivity reactions: cutaneous and renal manifestations. Austr N Z J Med 7, 518–522
27. Chang YH (1975) Mechanism of action of Cholchicine. Arthr Rheum 18, 493–496
28. Chawla SK, Patel HD, Parrino GR, Sotera-Kis J, Lopresti PA, D'Angelo WA (1977) Allopurinol hepatotoxicity. Arthr Rheum 20, 1546–1549
29. Čihàk A, Reuter W (1980) Orotic Acid. MTP Press, Lancaster
30. Currie WJC, Turmer P (1979) The frequency of renal stones within Great Britain in a gouty and non – gouty population. Brit J Urol 51, 337–341
31. Dahmen G (1977) Diagnostische und therapeutische Probleme bei der Gicht. Med W'schr 31 Jg, 447–451
32. Darlington CG, Slack J, Scott JT (1980) Family study of lipid and purine levels in gouty patients and analysis of thortality. Adv Exp Med Biol 122a, 21–26
33. Diamond HD, Meisel AD, Holden D (1979) The natural history of urate overproduction in sinkle cell Anemia. Ann Inter Med 90, 752–757
34. Diamond HD, Meisel AD (1975) Postsecretory reabsorption of urate in man. Arthr Rheum 18, 805–809, Nov–Dez (Suppl)
35. Diamond HD, Meisel AD (1977) Classivication of uricosuric states hased upoy response to pharmacologic inhibitors of urate transport. Adv Exp Med Biol 76b, 63–71
36. Dukly A, Ebert R (1982) Therapie der Gicht und Hyperuricaemie. Rheuma Forum 12, G Braun-Verlag
37. Dukly A, Ebert R (1981) Gicht und Hyperurikämie. Rheuma Forum 11, G-Braun-Verlag
38. Elion GB (1966) Enzymatic and metabolic studies with allopurinol. Ann Rheum Dis 25, 608–614
39. Elion GB (1978) Allopurinol and other inhibitors of urate synthesis. In: Handbook of Experimental Pharmakology, Vol 51, 485–514, Springer-Verlag, Berlin–Heidelberg–New York
40. Elion GB, Benezra FM, Beardmore TD, Keley WN (1980) Studies with allopurinol in patients with impraired renal function. Adv Exp Med Biol 122a, 263–267
41. Elion GB, Benezra FM, Canellas I, Carrigton LO, Hitchings GH (1968) Effects of xanthineoxidase inhibitors on purine metabolism. Isr J Chem 6, 787–796
42. Elion GB, Kovensky A, Hitchings GH, Metz E, Rundles RW (1966) Metabolic studies of allopurinol an inhibitor of xanthine oxidase. Biochem Pharmac 15, 863–880
43. Ellion GB, Nelson DJ (1974) Ribonucleotides of allopurinol and oxipurinol in rat tissues and their significance in purine metabolism. In: Advances in Experimental, Sperling O, De Vries A, Wyngaarden JB (Eds), Plenum Press, New-York, London
44. Emmerson BT (1979) Atherosklerosis and urate metabolism. Austr N Z J Med 9, 451–454

45. Emmerson BT (1978) Drug Control of gout and hyperuricemia. Drugs 16, 158–166
46. Emmerson BT (1966) Discussion. Symposium on allopurinol. Ann Rheum Dis 25, 622
47. Emmerson BT, Row PG (1975) An evamation of pathogenesis of the gouty Kindney. Kindney Intern 8, 65–71
48. Endele R, Lettenbauer G (1975) Hochdruckflüssig-chromatographische Bestimmung von Allopurinol und Oxipurinol im Serum. 5. Chrom 115, 228–231
49. Engelhard R, von der Thann M, Löhr GW (1980) Die Prävention der akuten Uratnephropathie. Med Welt 31, 1450–1453
50. Ewald W, Aßmus C (1977) Einfluß des Ausmaßes des Übergewichtes auf den Zusammenhang zwischen Adipositas, Hyperurikämie und Serumlipide. Therapiewoche 27, 1065–1075
51. Ewald W, Rövenich M, Untersuchungen zur Einschränkung der Harnsäure-Clearance bei Adipositas (nicht veröffentlicht)
52. Fanelli GM jr (1975) Uricosuric agents. Arthr Rheum 18, 853–858, Nov–Dez (Suppl)
53. Faller J, Fox IH (1982) Ethanol-indened Hyperuricemia. New Engl J Med 307, 1598–1603
54. Feldmann EB, Gluck FB, Carter AC, Diamond HS, Wellmann KF, Volk BW (1974) Microagiopathy in Hyperlipidemia and gout. Amer 5 Med Scien 268, 263–270
55. Fenner H (1980) Die wirkungsgerechte Anwendung von Allopurinol in der Langzeitbehandlung. Fortschr Med 98, 373–376
56. Ferber H, Bader U, Matzkies F (1980) The action of benzbromarone in relation to age, sex and accompanying diseases. Adv Exp Med Biol 122a, 287–294
57. Fessel JW (1978) Distinguishing gout from other types of arthritis. Postgrad Med 63, 134–138
58. Fessel JW (1980) High uric acid as an indicator of cardiovascular disease. Amer J Med 68, 401–404
59. Fessel JW (1979) Renal outcomes of gout and hyperuricemia. Amer J Med 67, 74–82
60. Finleyson B (1981) Die derzeitigen Vorstellungen über die Urolithiasis. Extracta Urol 4, 13–29
61. Fox IH, Kelley WN (1979) Management of gout. Jama 242, 361–364
62. Fox IH, Sinclair DS (1977) The pharmacology of the hypouricemie effect of Benzbromarone. Adv Esp Med Biol 76b, 328–333
63. Fox IH, Wyngaarden JB, Kelley WN (1970) Depletion of erythrocyte phosphoribosylpyrophosphate in man, a newly observed effect of allopurinol. New Engl J Med 283, 1177
64. Frank O (1977) Störung des Lipidstoffwechsels bei primärer Gicht. Acta Med Austriaca 4, 90 Sonderheft
65. Frey KW (1980) Röntgendiagnostik der Gicht Hyperuricaemie und Gicht, Bd 2, 43–67, Springer-Verlag, Berlin–Heidelberg–New-York
66. Garke P, Terhorst B (1974) Renale Elektrolytveränderungen durch Allopurinol. Urologe 13, 166–167
67. Giacomello A, Salermo C (1980) Role of human hypoxanthine guanine phosphoribosyl-transferase in nucleotide interconversion. Adv Exp Med Biol 122b, 93–101
68. Gibson T, Highton J, Simmonds HA, Potter CF (1979) Part B Uricacid and the Kindney: Hypertension renal function and gout. Postgrad Med J 55, 21–25 (Suppl 3)
69. Gibson T, Simmonds HA, Potter C, Rogers U (1980) A controlled study of effect of long term Allopurinol treatment on renal function of gout. Adv Exp Med Biol 122a 257–262
70. Goebel FD (1980) Beteiligung der Niere. Hyperuricaemie und Gicht, Bd. 2, Zöllner N (Hrsg) 68–80, Springer-Verlag Berlin–Heidelberg–New York

71. Goebel FD (1982) Behandlung und Prophylaxe des Gichtanfalles. Hyperuricaemie und Gicht, Bd 5, Zöllner N (Hrsg) 108–125, Springer-Verlag, Berlin–Heidelberg –New York

72. Goebel FD (1982) Prognose der Hyperuricaemie und Gicht. Hyperuricaemie und Gicht, Bd 5, Zöllner N (Hrsg), 142–153, Springer-Verlag Berlin–Heidelberg–New York

73. Goebel FD, Zöllner N (1981) Von der Hyperuricaemie zur Gicht. Hyperuricaemie und Gicht, Bd 3, Zöllner N (Hrsg), 1–17, Springer-Verlag Berlin–Heidelberg–New York

74. Gomez GA, Stutzmann HA, Ming Chu J (1978) During chemotherapy in deficiency of hypoxanthine-guanine phosphoribosyltransferase. Arch Intern Med 138, 1017–1019

75. Greger RF, Lang P, Deetjen (1974b) Urate inferation with plasma proteins and erythrocytes. Possible mechanism for urate reabsorption in Kindey medulla. Pflügers Arch 352, 121

76. Greiling H (1975) Biochemische Grundlage der Hyperuricaemie und ihre klinisch-chemische Diagnostik. Therapiewoche 25, 4358–4374

77. Griebisch A (1976) Diät einschließlich experimentelle Grundlage. Gicht, Handbuch der inn Med, Bd 7, Zöllner N, Gröbner W (Hrsg) 536–559, Springer-Verlag Berlin –Heidelberg–New York

78. Gröbner W (1978) Die häufigsten Fragen zur Gichttherapie. MMW 120, 1006–1007

79. Gröbner W (1980) Harnsäurebildung im Körper. Hyperuricaemie und Gicht, Bd 1, Zöllner N (Hrsg) 6–31, Springer-Verlag, Berlin–Heidelberg–New York

80. Gröbner W (1980) Differenzialdiagnose der secundären Gicht. Hyperuricaemie und Gicht, Bd 2, Zöllner N (Hrsg) 31–42, Springer-Verlag Berlin–Heidelberg–New York

81. Gröbner W (1982) Pharmakologische Hemmung der Harnsäurebildung. Hyperuricaemie und Gicht, Bd 5, Zöllner N (Hrsg) 38–58, Springer-Verlag Berlin–Heidelberg–New York

82. Gröbner W, Gutersohn W (1980) Properties of a mutant hypoxanthine-phosphoribosyl-transferase in patient with gout. Adv Exp Med Biol 122a, 313–316

83. Gröbner W, Walter I, Rauch-Janssen A, Zöllner N (1977) The influence of Allopurinol in customary and in slow release Preparation on different parameters of purine and pyrimidine metabolism. Adv Exp Med Biol 76b, 297–303

84. Gröbner W, Zöllner N (1975) Zur Beeinflussung der Purin- und Pyrimidinsynthese durch Allopurinol. Klin W'schr 53, 255–260

85. Gröbner W, Zöllner N (1979) Eigenschaften der Hypoxanthinguaninphosphoribosylsynthetase (HGPRTase) bei einem Gichtpatienten mit verminderter Aktivität dieses Enzyms. Klin W'schr 57, 63–68

86. Gröbner W, Zöllner N (1976) Uricosurica. Gicht, Handbuch der inn Med, Bd 7, Zöllner N, Gröbner W (Hrsg) 491–535, Springer-Verlag Berlin–Heidelberg–New York

87. Gröbner W, Zöllner N (1979) Uricosuric therapie and urate solubility in blood and urine. Postgr med J 55, 26–31 (Suppl 3)

88. Grunst J, Dietze G, Wicklmayr M, Mehnert H, Hepp KD, Eisenburg J (1973) Einfluß von Äthanol auf den Purinkatabolismus der menschlichen Leber. Verh Dtsch Ges Inn Med 79 Jg, 914–917

89. Gutmann AB, Yü TF (1963) An abnormality of glutamine metabolism in primary gout. Amer J Med 35, 820

90. Hajzok O, Hajzokova M, Urbanek T (1971) Xanthinoxidase inhibitors in hyperuricemia and gout. Cax Lek ces 110, 1068–1070

91. Hall AP, Barry PE, Dawber JR, McNamara PM (1967) Epidemiology of gout and hyperuricemia: A long term population study. Amer J Med 42, 27 37
92. Hall AP (1965) Correlations among hyperuricemia, hypercholesterinemia, coronary disease and hypertension. Arthr Rheum 8, 846–852
93. Hande K, Reed E, Chabner B (1978) Allopurinol kinetics. Clin Pharmac Ther 23, 598–605
94. Hartung R (1981) Die Klinik der Nephrolithiasis bei der Gicht. Hyperuricaemie und Gicht, Bd 3, Zöllner N (Hrsg) 45–51, Springer-Verlag Berlin–Heidelberg–New York
95. Hartung R (1982) Therapie und Prophylaxe der Nephrolithiasis bei der Gicht. Hyperuricaemie und Gicht, Bd 5, Zöllner N (Hrsg) 126–133, Springer-Verlag Berlin –Heidelberg–New York
96. Heley LA (1975) Epidemiology of hyperuricemia. Arthr Rheum 18, 709–712, Nov –Dez (Suppl)
97. Heel RC, Brogden RM, Speight TM, Avery GS (1977) Benzbromaron: A review pharmacological properties and therapeutic use in gout and hyperuricemia. Drugs 14, 349–366
98. Heidelmann G (1979) Frühdiagnose der Gicht. Zschr ärztl Fortbild 73, 683–684
99. Heidelmann G, Thiele P, Jaroß W (1976) Diagnostische Probleme der Arthritis urica. Zschr inn Med 31, 660–665
100. Hermanek P, Flügel M (1977) Morphologie der Gicht. Klinikarzt 6, 840–846
101. Heuckenkamp P-U (1976) Pathogenese der Harnsäureablagerungen und des Gicht-anfalles. Gicht, Handbuch der inn Med, Bd 7, Zöllner N, Gröbner W (Hrsg), 180–209, Springer-Verlag Berlin–Heidelberg–New York
102. Hitgings GH (1975) Pharmacology of allopurinol. Arthr Rheum 18, 863–870, Nov- –Dez (Suppl)
103. Holmes EW jr, Kelley NW (1975) Analysis the bidirectional transport of uric acid by the human nephron. Arthr Rheum 18, 811–815, Nov–Dez (Suppl)
104. Honetz N, Kotzaurek N (1967) Klinische Erfahrungen mit Allopurinol (4-Hydroxy-pyrazol-(3,4-d-)-pyrimidin) bei Gicht und Hyperuricaemie. Wiener Klin Wschr 79, 695–700
105. Horbach L und Jesdinsky HJ (1973) Empfehlungen für die Darstellung statistischer Auswertungen in klinischen Veröffentlichungen. Arbeitsgruppe „statistische Methoden" der Dtschen Gesellsch für med Dokumentation und Statistik (GMDS)
106. Horwitz D, Thorgeirsson SS, Mitchell JR (1977) The Influence of allopurinol and size of dase on metabolism of phenylbutazone in patients with gout. Europ J clin Pharmacol 12, 133–136
107. Jaeger H, Russmann D, Rasper J, Blome J (1983) Vergleichende Prüfung der Bioverfügbarkeit und des pharmakodynamischen Effektes von fünf Allopurinol-Zubereitungen. Arzneim Forsch 32, 438–443
108. Janzen D, Mertz DP, Scheiffele E, Kühnhold O (1977) Renale Ausscheidung von Allantoin bei normouricaemischen und hyperuricaemischen Personen unter der Wirkung von Benzbromaron. Klin Wschr 44, 1071–1073
109. Kästner P, Schäfer W (1978) Aseptische Hüftkopfnekrose bei einem Patienten mit Arthritis urica. Z ärztl Fortb 72, 750–753
110. Kageyama N (1971) A direct colorimetic defermination of uric acid in serum and urine with uricase-catalase system. Chlin chim acta 31, 421
111. Kaiser W (1976) Pharmakologische Hemmung der Purin- und Harnsäuresynthese. Gicht, Handbuch der inn Med Bd 7, Zöllner N, Gröbner W (Hrsg), 462–490, Springer-Verlag, Berlin–Heidelberg–New York

116

112. Kaiser W (1976) Genetik der Gicht. Gicht, Handbuch der inn Med, Bd 7, Zöllner N, Gröbner W (Hrsg), 115–123, Springer-Verlag Berlin–Heidelberg–New York
113. Kath WA (1975) Deposition of urate cristals in gout. Arthr Rheum 18, 751–756, Nov–Dez (Suppl)
114. Kelley WN (1977) Inborn errors of purine Metabolism – 1977. Arthr Rheum 20, 221–227 (Suppl zu Heft 6)
115. Kelley WN, Beardmore TD (1970) Allopurinol: alteration in pyrimidine metabolism in man. Science 169, 388–390
116. Kelley WN, Holmes EW, von der Weiden MB (1975) Current concepts on the regulation of purine Biosynthesis denovo in man. Arthr Rheum 18, 673–680, Nov–Dez (Suppl)
117. Kelley WN, Rosenbloom FM, Henderson JF, Seegmiller JEA (1967) A spezific enzyme defect in gout associated with overproduction of uric acid. Proc Nat Acad Science 57, 1735
118. Kellermeyer RW, Naff GB (1975) Chemical mediators of inflamation in acute gouty arthritis. Arthr Rheum 18, 765–769, Nov–Dez (Suppl)
119. Kesson CM, McNeil (1980) Neutropenia during allopurinol treatment in total therapeutic starvation. Brit Med J, 1163 S
120. King G, Meade JC, Bounous CG, Holmes EW (1979) Demonstration of amonia utilisation for purine biosynthesis by the intact cell and charakterization of the enzymatic activity catalyzine this reaction. Metabolism 28, 348–357
121. Klein G, Rainer F, Schmidt P, Schneider G (1978) Klinische und sozialmedizinische Aspekte der uricostatischen Langzeitbehandlung der primären Gicht (eine 5–10-Jahresstudie) Z Rheumatol 37, 165–173
122. Klemens UH, von Löwis of Menar, Borner K (1975) Harnsäurekonzentration im Serum bei verschiedenen Hyperlipoproteinaemie-Typen, Herzinfarkt und Gicht. Klin Wschr 53, 369–380
123. Klinenberg JR (1978) Role of the Kidneys in the pathogenesis of gout. Postgrad Med 63, 145–150
124. Klinenberg JR, Kippen J, Bluestone R (1975) Hyperuricemic nephropathie: pathologic features and factors influencing urate deposition. Nephron 14, 88–98
125. Knußmann R, Toeller M, Holler HD (1972) Zur Beurteilung des Körpergewichts. Med Welt, 529–534
126. Korting HC, Cesch R (1978) Acute Cholangitis after allopurinol treatment. Lancet (Letter), 275–276, 4
127. Krenitsky TA, Elion GB, Strelitz RA, Hitschings GH (1967) Ribonucleosides of allopurinol and oxoallopurinol. J Biol Chem 242, 2675–2682
128. Křížek V (1966) Serum uric acid in relation to body weight. Ann Rheum Dis 25, 456–458
129. Kutzner M, Sziegoleit W (1976) Nebenwirkungen von Allopurinol. Z ärztl Fortbild 70, 1017–1019
130. Liang MH, Fries JF (1978) Asymptomatic hyperuricemia: the case for conservative management. Ann intern Med 88, 666–670
131. Ledermann M Glocke (1979) Grundzüge klinischer Arzneimittelprüfung und medizinischer Statistik. Verlag G Witzstrock, Baden-Baden–Köln–New York
132. Lockard O jr, Harmon C, Nolph K, Irwin W (1976) Allergic reaction to allopurinol with cross-reactivity to oxypurinol. Ann Intern Med 85, 333–335
133. Loebl WY, Scott JT (1974) Withdrawal of allopurinol in patients with gout. Ann Rheum Dis 33, 304–307
134. Löffler W (1980) Harnsäurepool und Harnsäureumsatz. Hyperuricaemie und Gicht, Bd. 1, Zöllner N. (Hrsg), 32–47, Springer-Verlag Berlin–Heidelberg–New York

135. Löffler W (1980) Harnsäurekonzentration in Serum und Geweben. Hyperuricaemie und Gicht, Bd 1, Zöllner N (Hrsg) 48–56, Springer-Verlag Berlin–Heidelberg–New York

136. Löffler W (1982) Die renale Harnsäureausscheidung und Uricosurica. Hyperuricaemie und Gicht, Bd 5, 59–100, Springer-Verlag Berlin–Heidelberg–New York

137. Löffler W und Gröbner W (1982) Kombinierte Behandlung der Hyperuricaemie. Hyperuricaemie und Gicht, Bd 5, 101–107, Springer-Verlag Berlin–Heidelberg –New York

138. Löffler W, Gröbner W, Zöllner N (1980) Influence of dietary protein on serum and urinary uric acid. Adv Exp Med Biol 122b, 209–215

139. Löffler W, Gröbner W, Medina R, Zöllner N (1980) Untersuchungen des Harnsäurestoffwechsels Gesunder unter oraler Purinbelastung mit Hilfe stabiler Isotopen. Verh Dtsch Ges Inn Med 86, 926–928

140. Löffler W, Spengel F, Gröbner W (1977) Ernährung des Gichtkranken. Klinikarzt 6, 865–867

141. Lozano-Tonkin C (1974) Die Nephrolithiasis im Rahmen der inneren Medizin. MMW 116, 357–362

142. Malé PJ, Shaer B, Postenak F (1978) Reáktion d'hypersensibilité a l'allopurinol. Schweiz med Wschr 108, 681–683

143. Malawista SE (1977) Gouty inflamation. Arthr Rheum 20, S 241 – S 248 (Suppl)

144. Malawista SE (1975) The action of colchicine in acute gouty arthritis. Arthr Rheum 18, 835–846, Nov–Dez (Suppl)

145. Mangini RJ (1979) Drug therapyrewies: Pathogenesis and clinical managment of hyperuricemia and gout. Amer J Pharm 36, 497–504

146. Marschal M und Schattenkirchner M (1976) Der akute Gichtanfall. Gicht, Handbuch der inn Med, Bd 7, Zöllner N und Gröbner W (Hrsg) 255–263, Springer-Verlag, Berlin–Heidelberg–New York

147. Masbernard A, Giudicelli CP (1981) Ten years' experience with benzbromarone in the managment of gout and hyperuricemia. S Afr Med J 59, 701–706

148. Mathies H (1972) Epidemiologie der Gicht. Therapiewoche 22, 85–91

149. Mathies H (1975) Epidemiologie der Hyperuricaemie. Therapiewoche 25, 4356–4358

150. Mathies H, et al (1974) Beeinflussung eines neuen enzymatischen Harnsäure-Farbtest's durch Pharmako in vitro und vivo. Med Klin 69, 607

151. Matzkies F (1977) Zur Ätiologie der Hyperuricaemie. Klinikarzt 6, 831–839

152. Matzkies F (1980) Harnsäure-induzierte Krankheiten, Teil I und II. Fortschr Med 98, 453–500 und 512–518

152a. Matzkies F (1978) Wirkungen und Nebenwirkungen von Benzbromaron bei Initialbehandlung von Hyperuricaemie und Gicht. Fortschr Med 96, 1619–1621

153. Matzkies F, Abidin Z (1980) Harnsäuresenkende Wirkung eiweißreicher Diät. Fortschr Med 98, 606–607

154. Matzkies F, Berg G (1977) The uricosuric action of aminoacids in man. Adv Ex Med Biol 76B, 36–39

155. Matzkies F, Brunner C, Berg G (1974) Serumharnsäure-Konzentration. Fortschr Med 92, 1311

156. May P (1976) Harnsäurelithiasis. Gicht, Handbuch d inn Med, Bd 7, Zöllner N (Hrsg) 391–411, Springer Verlag Berlin–Heidelberg–New York

157. Mehnert H, Sewering H, Reichstein W, Vogt H (1968) Früherfassung von Diabetikern in München 1967/68. DMW 93, 2044–2050

158. Mensen H (1977) Kurverlauf bei Rehabilitanden mit peripheren und coronaren Angiopathien. Ther d Gegenw 116, 1853–1881

159. Mertz DP (1973) Gicht, 2. Auflage. Georg-Thieme-Verlag, Stuttgart
160. Mertz DP (1981) Hyperuricaemie und Gicht: ein kardiovasculäres Risiko? Edition m + p, Dr. Werner Rudat, Hamburg und Neu-Isenburg
161. Mertz DP (1974) Epidemiologie und Biochemie des Risikofaktors Gicht. MMW 116, 349–356
162. Mertz DP (1977) Gichtnephropathie. Klinikarzt 6, 876–887
163. Mertz DP (1977) Gicht: Neuere Ergebnisse zur Pathogenese, Diagnose und Therapie. Hippokrates 48, 340–350
164. Mertz DP (1975) Zur Therapie über die Pathogenese der primären Hyperuricaemie. Med Klin 70, 1187–1198
165. Mertz DP (1976) Vermindertes Risiko bei der Behandlung von Gicht und Hyperuricaemie. Dtsch Med Wschr 101, 1288–1292
166. Mertz DP (1980) Gicht als Gelenk- und Allgemeinerkrankung. Fortschr d Med 98, 1091–1099
167. Mertz DP (1980) Das hypothyreote rheumatische Syndrom im eigenen Sinne. MMW 122, 1091–1094
168. Mertz DP (1981) Mechanismen der renalen Harnsäureausscheidung beim Menschen. Der Krankenhausarzt 54, 359–366
169. Mertz DP (1977) Zur Dosis-Wirkungsbeziehung von Allopurinol. Arzneimittel-Forsch 27, 1209
170. Mertz DP (1983) Therapie von Hyperuricaemie, Gicht und alkoholinduzierter Fettleber. Fortschr Med 101, 851–853
171. Mertz DP, Gröhmann E (1978) Allopurinol – Benzbromaron – Kombination. Z Allg Med 54, 811–815
172. Mertz DP, Koller PU, Vollmar J, Wiedemann T (1974) Einfluß anthropometrischer Faktoren auf die Serumharnsäure-Konzentration. Med Klin 69, 1297–1303
173. Mertz DP, Lower H (1979) Wirkungsprofil der Harnsäuresenkung bei Höherdosierung von Allopurinol. Dtsch Med Wschr 104, 324–325
174. Mertz DP, Wobbe HD (1977) Häufigkeitszunahme von Übergewicht und Fettsucht unter jüngeren Bevölkerungsgruppen. Med Welt 28, 869–873
175. Möller H, Steinbach D (1979) Untersuchungen zur Freisetzung von Allopurinol aus Handelspräparaten. Pharm Zeitung 124, 151–158
176. Moser CD (1981) Koinzidenz von akuter Gicht und rheumatoider Arthritis im Frühstadium der Erkrankung. Act Rheumatol 6, 73–75
177. Nichols A, Scott JT (1972) Effects of weight loss oh plasma and urinarylevels of uric acid. Lancet II, 1223
178. Nishida Y, Kamatani N, Tonimoto K, Akaoka I (1980) Suppression of cellular immunity Due to inhibition of purine nucleoside. Adv Exp Med Biol 122 B, 309–313
179. Nishioka N, Mikanagi K (1980) Clinical features of 4000 gouty subjects in Japan. Adv Exp Med Biol 122 a, 47–54
180. Nitsche V, Mascher H (1981) Nachweis von Brenzbromaron im Serum bei einer Kombinationsbehandlung mit Allopurinol und Benzbromaron. Arzneim Forsch 31, 510–512
181. Oehler G, Lasch HG (1980) Hyperuricaemie und Gicht. Med Welt 31, 575–581
182. Pak CYC, Barilla DE, Holt K, Brinkley L, Tolentino R, Zerwekh JE (1978) Effect of oral purine load and allopurinol on the crystallization of calcium salts in urine of patients with hyperuricosuric calcium urolithiasis. Amer J Med 65, 593–599
183. Paterson PJ (1978) Allopurinol and urinary stones. Brit Med J 1, 51 (Letter)
184. Paumgartner G, Paumgartner D (1980) Schäden an Leber und Gallenwegen durch medikamentöse Langzeittherapie. MMW 122, 1223–1226

185. Radke HW, Cohoeppe R (1980) Äquivalenz der Bioverfügbarkeit und therapeutischen Wirksamkeit der Allopurinolspezialität Cellidrin. Therapie d. Gegenw. 117, 1364–1380

186. Ramsay LE (1979) Hyperuricemia in Hypertension: Role of alkohol. Brit Med J 1, 653–654, March

187. Rauch-Janßen A, Gröbner W, Zöllner N (1976) Untersuchungen über Einfluß verschiedener Purin- und Pyrimidinderivate auf die Pyrimidinsynthese des Menschen. Ver Dtsch Ges inn Med, Teil I, Bd 82, 902–904

188. Remmele W, Schauwecker F, Schmidt H (4/1977) Gicht (Wiesb, klinisch-patholog Kolloquium) Hess Ärzteblatt, 376–387

189. Rieselbach RE (1977) Renal handling of uric acid. Adv Exp Med Biol 76B, 1–22

190. Sailer D (1981) Behandlung der Hyperuricaemie. Med Klin 76, 142–143

191. Schacherl M (1975) Radiologie der Gicht. Therapiewoche 25, 4395–4398

192. Schattenkirchner M (1976) Die Therapie des Gichtanfalls. Gicht, Handbuch der inn Med, Bd 7, Zöllner N, Gröbner W (Hrsg) 423–432, Springer-Verlag Berlin–Heidelberg–New York

193. Schattenkirchner M (1980) Diagnose des akuten Gichtanfalls. Gicht und Hyperuricaemie, Bd 2, Zöllner N (Hrsg), 19–31, Springer-Verlag, Berlin–Heidelberg–New York

194. Schattenkirchner M (1981) Der akute Gichtanfall und die chronische Gicht. Hyperuricaemie und Gicht, Bd 3, Zöllner N (Hrsg) 18–34

195. Schmidt K, Fuchs HF, Riemann JF (1977) Das radiologische Bild der Arthritis urica. Klinikarzt 6, 855–862

196. Schneider JA (1975) Risikofaktor und Kostitation. Med Klin 70, 1851–1857

197. Schäpler P, Schulz E (1976) Zur Pathogenese und Beeinflussung der Hyperuricaemie bei strengem Fasten (sog Null-Diät). Ver Dtsch Ges inn Med, Bd 82, 882–888

198. Schäpler P, Schulz E, Schmahl K (1977) Die Wirkung von Allopurinol (Zyloric 300) auf die Hyperuricaemie im prologierten Fasten. Therapiewoche 27, 342–352

199. Schumacher RH (1975) Pathology of the synovial neubrane in gout. Arthr Rheum 18, 771–782, Nov–Dez (Suppl)

200. Schumacher RH, Fishbein P, Phelps P, Tse R, Krauser R (1975) Comparison of sodium urate and calcium pyrophosphate crystals phagocytosis by polymorphonuclear leucozytes Arthr Rheum 18, 783–792, Nov–Dez (Suppl)

201. Scott JT (1977) Panel Discussion: Hyperuricemia als risk factor. Adv Exp Med Biol 76B, 353

202. Scott JT, Holloway VP, Glass HI, Arnot RM (1969) Studies of uric acid pool and turnover rate. Ann Rheum Dis 28, 366–373

203. Seegmiller JE (1975) Genetic considerations of gout. Arthr Rheum 18, 743–746, Nov–Dez (Suppl)

204. Seegmiller JE (1975) Purine metabolism. Arthr Rheum 18, 681–686, Nov–Dez (Suppl)

205. Siegenthaler-Zuber, G (1976) Welcher Harnsäurewert bedarf der Behandlung. Schweiz med Wschr 106, 487–491

206. Silcock SR (1980) The role of urate in idiopathic calcium urolithiasis. Adv Exp Med Biol 122, 121–127

207. Simkin PA (1979) Management of gout. Ann intern Med 90, 812–816

208. Singer P (1976) Zur Klinik der Gicht. Zschr ärztl Fortb 70, 761–767

209. Simmonds HX, Cameron JS, Potter CF, Warren D, Gibson T, Farebrocher D (1980) Renal failure in young subjects with familial gout. Adv Exp Med Biol 122B, 15–20

210. Simmonds HA, Levin B, Cameron JS (1975) Variations in allopurinol metabolism by xanthinuric subjects. Clin Sci Molec Med 49, 81–82

211. Simmonds HA, van Acker JJ, Cameron JS, McBurney A (1977) Purine excretion in complete adenine phosphoribosyltransferase deficieney: Effect of diet and allopurinol therapy. Adv Exp Med Biol 76, 304–311
212. Sirtori CR, Biasi G, Vercellio G, Agradi E, Malan E (1974) Diet, Lipids and Lipoproteins in patients with peripherical vasculär disease. Amer J Med Sci 268, 325–332
213. Smyth CJ (1975) Cisorders associated with hyperuricemia. Arthr Rheum 18, 713–719, Nov–Dez (Suppl)
214. Sökeland I (1981) Prophylaxe und Therapie der Steinerkrankungen. Therapiewoche 31, 2873–2884
215. Sorensen LB, Levinson DJ (1976) Clinical evaluation of benzbromarone. A new uricosuric drug. Arthr Rheum 19, 183
216. Spann W (1982) Diät bei der Gicht. Hyperuricaemie und Gicht, Bd 5, Zöllner, N (Hrsg) 8–37, Springer-Verlag Berlin–Heidelberg–New York
217. Spector T (1977) Inhibition of urate production by allopurinol Bioch Pharmacol 26, 355–358
218. Steele TH (1979) Asymptomatic hyperuricemia (Letter) Arch Intern Med 139, 24–25
219. Steele TH (1975) Renal excretion of uric acid. Arthr Rheum 18, 793–804, Nov–Dez (Suppl)
220. Steele TH (1975) Comments on the use of pyrazinamide. Arthr Rheum 18, 817–821, Nov–Dez (Suppl)
221. Steinbach D, Möller H (1977) Vergleichende Untersuchungen zur Freisetzung von Allopurinol aus Handelspräparaten. Pharm Zeit 122, 507–516
222. Stepan J (1978) Tagungsberichte, Symposium über Gicht und Hyperuricaemie. Z Rheumatol 37, 200–203
223. Sturge RA, Scott JT Hamilton EBD, Liyanage SP, Dixon ASt, Engler C (1977) Multi-Centre trial of naproxen and phenylbutazone in acute gout. Adv Exp Med Biol 76B, 290–296
224. Sturge RA, Scott JT, Kennedy AC, Hart DP, Watson W (1977) Serum uric acid in England and Scotland. Ann-Rheum Dis 36, 420–427
225. Swank LA, Chejfec G, Nemchansky BA (1978) Allopurinol-induced Granulomatous, Hepatitis with Cholangitis and sarcoid-like reaction. Arch Intern Med 138, 997–998
226. Talbott JH (1967) Die Gicht. Hippokrates-Verlag, Stuttgart
227. Talbott JH (1978) Treating gout. Postgrad Med 63, 175–180
228. Talbott JH (1979) Treatment of hyperuricemia and gout (Letter). New Engl J Med 301, 1240–1241
229. Thefeldt W, et al (1973) Normalwerte der Serumharnsäure in Abhängigkeit vom Alter und Geschlecht mit neuem enzymatischem Harnsäure-Farbtest. DMW, 280
230. Thiele P, Tellkamp F, Feuerstein Ch, Heidelmann G (1971) Der Harnsäurespiegel des Blutes und die Häufigkeit von Hyperuricaemien. Zschr ärztl Fortb 70, 595–600
231. Thompson GR, Weiss JJ, Goldmann RT, Rigg GA (1978) Familial occurrence of hyperuricemia, gout and medullary cystic disease. Arch intern Med 138, 1614–1617
232. Trabert U (1976) Die Pharmakologie der Anfallsmittel. Gicht, Handbuch d inn Med, Bd 7, Zöllner N, Gröbner W (Hrsg), 433–460, Springer-Verlag Berlin–Heidelberg –New York
233. Tschöpe W, Ritz E (1981) Auswahlkriterien und Risiken bei harnsäuresenkender Behandlung. Dtsch Apoth Zeit 121, 1191–1193
234. Vahlensieck W (1978) Konservative Therapie der Urolithiasis. Med Welt 29
235. Walb D, Thomas L (1980) Kalziumhaltige Nierensteine. Med Welt 31, 1455–1464

236. Wallace SL (1975) Colchicin and new antiintiamatory drugs for the treatment of acute gout. Arthr Rheum 18, 847–851, Nov Dez (Suppl)

237. Wallace SL, Omokoka B, Erfel NH (1970) Colchicine plasma levels, implications to pharmacology and mechanism of action. Amer J Med 48, 443–448

238. Walter-Sack J (1982) Pharmakokinetik der gebräuchlichen harnsäuresenkenden Arzneimittel. Akt Endokrin Stoffw 3, 171–175

239. Walter-Sack J, Gröbner W, Zöllner N (1979) Verlauf der Exypurinol-Spiegel im Plasma nach akuter und chronischer Gabe von Allopurinol in verschiedenen galenischen Zubereitungen. Arzneim Forsch/Drug Res 29 (I), 839–842

240. Webster DR, Simmonds HA, Potter CF, Becroft DMO (1980) Purine and pyrimidine metabolism in hereditary oroticaciduria during 15 year follow – u study. Adv Exp Med Biol 122B, 203–208

241. Weiss EB, Forman Ph, Rosenthal IM (1978) Allopurinol – induced arteritis in partial HGPRTase defiriency. Arch Intern Med 138, 1743–1744

242. Wilkinson DG (1977) Allopurinol and granulocytosis. Lancet, 1282–1283, Dez

243. Wolfram G (1977) Ernährungstherapie bei Hyperuricaemie und Gicht. Z Allg Med 53, 1834–1838

244. Wolfram G (1978) Allopurinol-Behandlung und Nephrolithiasis. DMW 103, 147

245. Wolfram G (1981) Hyperuricaemie und Gicht – Beziehungen zu anderen Stoffwechselstörungen. Hyperuricaemie und Gicht, Bd 4, Zöllner N (Hrsg) Springer-Verlag Berlin–Heidelberg–New York

246. Wolfram G (1981) Gichtniere und Hypertonie. Hyperuricaemie und Gicht, Bd 3, Zöllner N (Hrsg), 35–44, Springer-Verlag Berlin–Heidelberg-New York

247. Wolfram G (1981) Seltene Manifestationen der Gicht. Hyperuricaemie und Gicht, Bd. 3, Zöllner N (Hrsg), 52–56, Springer-Verlag, Berlin–Heidelberg–New York

248. Wyngaarden JB (1977) Panel Discussion: Hyperuricemia as a Risk factor. Adv Exp Med Biol 76B

249. Wyngaarden JB, Kelley WN (1976) The etiology and pathogenesis of gout. Gicht, Handbuch d inn Med, Bd 7, Zöllner N, Gröbner W (Hrsg) 43–114, Springer-Verlag, Berlin–Heidelberg–New York

250. Yip LC, Yü TS, Balis ME (1980) Aspect of metabolic aberration associated with uric acid overproduction and gout. Adv Exp Med Biol 122, 307–312

251. Yü TS (1978) Nephrolithiasis in patients with gout. Postgrad Med 63, 164–170

252. Yü TS, Balis ME, Yip LC (1975) Overproduction of uric acid in primary gout. Arthr Rheum 18, 695–698, Nov–Dez (Suppl)

253. Yü TS, Berger L, Dorph DS, Smith H (1979) Renal function in gout. V factors influencing the renal haemodynamics. Amer J Med 67, 766–771

254. Zöllner N (1976) Diätetik der Gicht – experimentelle Grundlage und praktische Anwendungen. Ver Dtsch Ges inn Med 82, 727–737

255. Tjandramaga TB, Cucinell SA, Israili ZH, Perel JM, Dayton PG, Yü TF, Gutman AB (1972) Observations on the disposition of Probenecid in patients receiving allopurinol. Pharmacology 8, 259

256. Zöllner N (1976) Sekundäre Hyperuricaemie und sekundäre Gicht. Gicht, Handbuch d inn Med, Bd 7, Zöllner N, Gröbner W (Hrsg) 164–175, Springer-Verlag, Berlin–Heidelberg–New York

257. Zöllner N (1980) Gicht. DMW 105, 677–678

258. Zöllner N (1977) Die Manifestation der Gicht. Internist 18, 474–479

259. Zöllner N (1974) Grundlagen der Gichtforschung. MMW 116, 865–874

260. Zöllner N (1980) Definition, Diagnose und Differenzialdiagnose der Hyperuricaemie. Hyperuricaemie und Gicht, Bd 2, Zöllner N (Hrsg) 1–18, Springer-Verlag, Berlin–Heidelberg–New York

261. Zöllner N (1982) Wahl der Therapie. Hyperuricaemie und Gicht, Bd 5, Zöllner N (Hrsg), 134–141, Springer-Verlag, Berlin–Heidelberg–New York

262. Zöllner N (1980) Das Wesen der Gicht. Hyperuricaemie und Gicht, Bd 1, Zöllner N (Hrsg) 1–5, Springer-Verlag, Berlin–Heidelberg–New York

263. Zöllner N, Dofel W, Gröbner W (1970) Die Wirkung von Benzbromaronum auf die renale Ausscheidung Gesunder. Klin Wschr 48, 426–432

264. Zöllner N, Goebel F-D, Öhlschlägel G, Gröbner W (1978) Juvenile Gicht mit verminderter Aktivität der Hypoxanthinguaninphosphoribosyl-Transferase. DMW 103, 1044–1049

265. Zöllner N, Gröbner W (1970) Der unterschiedliche Einfluß von Allopurinol auf die endogene und exogene Uratquote. Europ J clin Pharmac 3, 56–58

266. Zöllner N, Gröbner W (1976) Gichtniere. Gicht, Handbuch d inn Med, Bd 7, Zöllner N, Gröbner W (Hrsg) 356–390, Springer-Verlag, Berlin–Heidelberg–New York

267. Zöllner N, Gröbner W (1978) Der Einfluß verschiedener Purin- und Pyrimidin-nucleoside auf die Pyrimidinsynthese des Menschen. Ver Dtsch Ges inn Med 84, 1129–1131

268. Zöllner N, Gröbner W (1980) Pathogenese der Hyperuricaemie: Das Fließgleichgewicht der Körperharnsäure. Hyperuricaemie und Gicht, Bd 1, Zöllner N (Hrsg), 57–60, Springer-Verlag, Berlin–Heidelberg–New York

7 Sachverzeichnis

Bücher für die Praxis

Grundlagen der Hämatologie

A. V. HOFFBRAND/J. E. PETTIT
1986. Etwa 224 Seiten. 135 Abb. 66 Tab.
DM 36,−. ISBN 3-7985-0666-3

Das Buch vermittelt kenntnisreich den aktuellen Stand der angewandten Hämatologie.

Praktische Lungen- und Bronchialheilkunde

F. W. RIEBEN, Künzelsau/D. FRITZE, Darmstadt
1985. 276 Seiten. DM 40,−. ISBN 3-7985-0661-2

Dieses Buch schlägt eine Brücke zwischen Hörsaal und Praxis; es bietet eine leicht zugängliche Darstellung aller praktischen Fragen zu Diagnose und Therapie von Lungen- und Bronchialerkrankungen.

Leitfaden der Immunologie

I. ROITT
2. veränderte und erweiterte Auflage. 1984. 304 Seiten.
DM 48,−. ISBN 3-7985-0619-1

Dieses klassische Lehrbuch bietet eine hochrangige Einführung in die immunologischen Grundlagen. Es beinhaltet die rasante Entwicklung der Immunologie in den letzten Jahren.

Ein medizinischer Bestseller − nun in 5. Auflage!
Bereits mehr als 150 000 Exemplare verkauft!

Ekg-Information

H. H. BÖRGER, Radolfzell
Völlig überarbeitet und aktualisiert von K. v. OLSHAUSEN, Mainz
5. Auflage 1986. Etwa 280 Seiten. Zahlreiche meist mehrfarbige Abb.
Etwa DM 60,−. ISBN 3-7985-0710-4

„Die klare Gliederung bietet dem Anfänger eine schrittweise Einführung in den Gesamtkomplex der routinemäßig angewandten Elektrokardiographie. Dem Fortgeschrittenen erlaubt sie, sein Wissen auf den neuesten Stand zu bringen."
(Deutsches Ärzteblatt zur 4. Auflage)

Naturgemäße Heilmethoden

H. JUNGMANN, Hamburg
1985. 92 Seiten. DM 24,−. ISBN 3-7985-0672-8

Der Autor dieses klar gegliederten Einführungsbuches stellt aus der breiten Palette der naturgemäßen Heilverfahren diejenigen dar, über die einwandfreie wissenschaftliche Untersuchungen vorliegen.

Bitte bestellen Sie bei Ihrem Buchhändler!

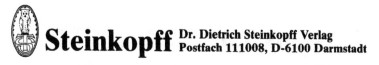

Steinkopff Dr. Dietrich Steinkopff Verlag
Postfach 111008, D-6100 Darmstadt

Bücher für die Praxis

Interventionelle Sonographie

H. H. HOLM/J. KVIST KRISTENSEN (Hrsg.)
1986. Etwa 200 Seiten. Zahlreiche Abb. und Tab.
DM 88,−. ISBN 3-7985-0684-1

H. H. Holm, der die sonographisch kontrollierte Feinnadelbiopsie 1969 ins Leben rief, faßt seine wertvollen Erfahrungen mit interventionell-sonographischen Diagnose- und Therapieverfahren in diesem Buch zusammen.

Abdominale Ultraschalldiagnostik

H. H. HOLM et al.
1983. 244 Seiten. 381 Abb., davon 16 farbig.
DM 98,−. ISBN 3-7985-0625-6

Das Buch aus der *Kopenhagener Gruppe um Holm* richtet sich an alle, die sich mit der sonographischen Untersuchung des Abdomens befassen. Nach Darstellung wichtiger Orientierungshilfen, der Gefäße, beschreiben die Autoren in diesem Buch die Technik, die Möglichkeiten und die Ergebnisse des Ultraschalls.

Die ärztliche Begutachtung

E. FRITZE, Bochum (Hrsg.)
2. völlig neubearbeitete und erweiterte Auflage 1986.
Etwa 740 Seiten. Zahlreiche Abb. und Tab.
Etwa DM 190,−. ISBN 3-7985-0711-1

Das Buch, das jetzt in zweiter, aktualisierter Auflage vorliegt, führt in die Probleme der ärztlichen Begutachtung im Bereich aller Zweige der Sozialversicherung ein und vermittelt außerdem die notwendigen versicherungsrechtlichen Grundlagen. Durch eine Reihe neu hinzugefügter Themen − zum Beispiel 'Probleme der ärztlichen Begutachtung von Geschwulstkrankheiten' oder 'Der diagnostische Stellenwert klinisch-chemischer Befunde' − hat das Werk eine Abrundung erfahren, die es für den neu in die Begutachtungstätigkeit einsteigenden jungen Arzt wie für den erfahrenen Gutachter noch wertvoller macht.

Das ärztliche Gutachten

E. FRITZE/H. VIEFHUES, Bochum (Hrsg.)
1984. 420 Seiten. 20 Abb. DM 98,−. ISBN 3-7985-0641-8

Dieses Buch ist eine *Sammlung* von 124 beispielhaften Gutachten aus nahezu allen ärztlichen Fachgebieten. Es enthält einerseits Routinegutachten und andererseits Gutachten zu besonders interessanten medizinischen und versicherungsrechtlichen Problemen.

Bitte bestellen Sie bei Ihrem Buchhändler!

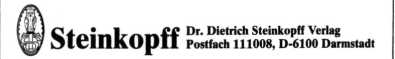

Steinkopff Dr. Dietrich Steinkopff Verlag
Postfach 111008, D-6100 Darmstadt

Printed in the USA
CPSIA information can be obtained
at www.ICGtesting.com
LVHW021048210324
775112LV00001B/105